D1924684

Gerd Emich

Naturheilkunde Pferdekrankheiten

Band 2

Erkrankungen der Atmungsorgane

Dritte, durchgesehene Auflage

BLV

Inhalt

BLV Verlagsgesellschaft mbH
München Wien Zürich
8000 München 40

Das Werk einschließlich aller seiner Teile ist urheberrechtlich geschützt. Jede Verwertung außerhalb der engen Grenzen des Urheberrechtsgesetzes ist ohne Zustimmung des Verlags unzulässig und strafbar. Das gilt insbesondere für Vervielfältigungen, Übersetzungen, Mikroverfilmungen und die Einspeicherung und Verarbeitung in elektronischen Systemen.

© BLV Verlagsgesellschaft mbH, München 1992

Einbandgestaltung:
F & H Werbeagentur GmbH, München

Gesamtherstellung: Pustet, Regensburg

Printed in Germany · ISBN 3-405-14231-8

Die Deutsche Bibliothek –
CIP-Einheitsaufnahme

Emich, Gerd:
Naturheilkunde Pferdekrankheiten /
Gerd Emich. – München;
Wien; Zürich: BLV
Bd. 2. Erkrankungen der Atmungsorgane. –
3., durchges. Aufl. – 1992
ISBN 3-405-14231-8

Ein Wort zuvor

Die Resonanz auf mein 1986 erschienenes Buch »Naturheilkunde — Bewährte Behandlungsmethoden bei Pferdekrankheiten« übertraf in jeder Hinsicht alle Erwartungen.
Eine Flut von Briefen bestätigte mir, daß viele Pferdebesitzer, aus was für Gründen auch immer, den dringenden Wunsch haben, zusätzlich zum Rat eines Tierarztes auch auf den Einsatz der Naturheilkunde nicht verzichten zu wollen.
Homöopathie, bislang als Begriff für die Heilung verschiedener Leiden bei Menschen bekannt, hält Einzug auch in die Welt der Tiere. Zum Glück für die Tiere, muß man an dieser Stelle sagen. Aus diesem Grunde wurde mein erstes Buch von den Pferdebesitzern so dankbar aufgenommen.
Da es sich aber mit einem breiten Spektrum auftretender Krankheiten befaßte, konnte zwangsläufig nicht in aller Ausführlichkeit auf spezielle Erkrankungen eingegangen werden. Nachdem ich aber in den vergangenen zwei Jahren immer wieder konkret zu den Erkrankungen der Atemwege befragt wurde, lag es nahe, hierüber ein separates Buch herauszubringen.
Die Erkrankungen der Atmungsorgane führen neben den Erkrankungen der Gliedmaßen die Skala der Krankheiten an, die für das Pferd das zeitweilige oder gar endgültige Aus bedeuten. Beliebig könnte man hier mit einer Auflistung von Pferdenamen und -schicksalen beginnen (und ich bin sicher, jeder Leser kann diese aus seinem eigenen Kreise unendlich fortsetzen): Diese Tiere mußten in der Blüte (oder noch nicht einmal) ihres Lebens den Weg zum Schlachter antreten, erkrankt an chronischer Bronchitis, ständigen Infekten, Katarrhen, Dämpfigkeit etc. Hinter jedem Pferdeschicksal steht eine unendliche Kette medizinischer Behandlungen, monatelanges Warten, Bangen und Hoffen.
Tausende von Pferden, unter dem heutigen »modernen« und für den Reiter »zweckmäßigen« Aspekt in Boxen gehalten, werden diesen Weg noch gehen müssen.
Für die Pferde habe ich dieses Buch geschrieben. Ihren Besitzern möge es viel an Kummer, Leid und Sorgen um ihre Schützlinge abnehmen.

Gerd Emich

Homöopathie

Unter dem Thema der Homöopathie möchte ich Ihnen die drei großen Grundkrankheiten vorstellen. Es sind die von Dr. Samuel Hahnemann in zwölfjähriger Arbeit erforschten Miasmen der

1. Psora
2. Syphilis
3. Sykosis

(Miasma-Diathese zu den drei großen Grundkrankheiten. Diathese = die Bereitschaft zu einer bestimmten krankhaften Reaktion oder auch Disposition zu einer bestimmten Krankheit).

Die drei großen Grundkrankheiten waren mir im humanmedizinischen Behandlungsbereich schon lange bekannt. Daß diese aber auch bei Pferden eine Rolle spielen sollten, erfuhr ich erst hier in Bolivien. Ich behandelte in La Paz einige Pferde, die zum Teil recht schwere Bronchitiden und Lungenprobleme hatten, dies vor allem aufgrund der Höhe. La Paz liegt über 4200 m über NN, die Luft ist »dünn«, d.h. der Sauerstoff ist verhältnismäßig gering. Der Außendruck ist geringer, und dadurch bedingt sind die Lungenausdehnung und Lungenvolumen größer.

Ich setzte meine bisher so gut funktionierenden homöopathischen Mittel ein und mußte feststellen, daß hier des öfteren nur Teilerfolge zu verzeichnen waren. Also irgendetwas konnte doch da nicht stimmen. Entweder hatten sich die Krankheiten der Pferde verändert, oder ich hatte etwas übersehen. Nach einigen Überlegungen und Versuchen, wobei sich am Ende die Erfolgsquote wieder erhöhte, stellte sich heraus, daß ich ganz automatisch die Miasmen in meiner homöopathischen Medikamentenauswahl verstärkt berücksichtigt hatte.

Ich hatte also etwas übersehen oder korrekterweise ist zu sagen: Nicht im Traum hätte ich es für möglich gehalten, daß die drei Miasmen Psora, Syphilis und Sykosis, die, wie schon erwähnt, von Samuel Hahnemann erforscht und geprägt wurden, nicht nur dem Menschen, sondern auch den Pferden und möglicherweise anderen Tieren anhaften. Diese für mich neue Feststellung ist in der Therapierung so wichtig zu berücksichtigen, daß ich über das Thema »Die drei Miasmen« einiges sagen muß, da sie zwingend zum Verständnis dieses Buches beitragen.

Nehmen wir sie also genauer unter die Lupe. Meist ist die Therapie kompliziert worden, da die drei Miasmen durch chemischen Arznei-

mittelgebrauch in Verbindung (Komplexbildung) gebracht worden sind. Es ist sozusagen noch ein viertes Miasma entstanden, die Arzneimittelvergiftung. Die Symptomatik der drei Miasmen ist also verdeckt, maskiert. Das Krankheitsbild zeichnet sich oft falsch oder verzerrt ab. Es ist zunächst wichtig, die allopathische Arznei ganz abzusetzen, um ein klares Bild der entsprechenden Miasmen zu erhalten. Bei allen behandelten chronischen Problemen haben wir es leider bereits mehr oder weniger auch mit Arzneimittelvergiftungen zu tun.
Dr. Samuel Hahnemann hat all seine Erkenntnisse in der Erforschung der Homöopathie und allem, was damit verbunden ist, in Paragraphen bis heute unwiderlegbar manifestiert. Die homöopathischen Mittel wurden an gesunden Menschen mehrfach erprobt. Daraus ließ sich eine Reaktionsstatistik erstellen. Anhand dieser Statistik ist es möglich gewesen, die Wirkung dieses oder jenes Mittels exakt festzulegen. Aus dieser biologischen Reaktionsforschung ist die Unwiderlegbarkeit der Homöopathie abzuleiten, während die Chemie in ihrer wissenschaftlichen Retortenforschung häufig morgen das widerlegen muß, was heute noch als richtig gilt.
Ich möchte dazu den §75 aus dem »Organon« von Hahnemann wiedergeben: »Diese durch die allopathische Unheilkunst (am schlimmsten in der neueren Zeit) hervorgebrachten Verhunzungen des menschlichen Befindens sind unter chronischen Krankheiten die traurigsten, die unheilbarsten, und ich bedaure, daß, wenn sie zu einiger Höhe getrieben worden sind, wohl nie Heilmittel für sie scheinen erfunden oder erdacht werden können.«
Durch all meine Erfahrungen in Europa und jetzt auch hier in Südamerika, und dieses gilt gewiß nicht nur für diese Teile der Welt — läßt sich sagen, daß dieser §75 u.a. auch unseren Pferden gilt, gelten muß.
Ich habe z.Zt. einen bolivianischen Kinderarzt als Homöopathieschüler in meiner Praxis in Santa Cruz de la Sierra. Vor zwei Tagen eröffnete er mir, daß er unbedingt für 1 Jahr in eine homöopathische Klinik nach Buenos Aires wolle, um einen Kurs in Homöopathie zu machen. Als ich ihn fragte, warum, er sei doch ein guter Arzt im Krankenhaus, bekam ich zur Antwort, daß er ein malo-doctor (schlechter Arzt) sei, da er nun wisse, wie ich mit der Homöopathie praktiziere und er auch die Ergebnisse sehe. Im Krankenhaus aber müsse er so weiterarbeiten wie bisher und würde mit seiner Allopathie nur chronisch kranke Kinder produzieren! Was war geschehen? In relativ kurzer Zeit erlebte er buchstäbliche »Bilderbuchfälle«. Seine eigene Tochter, 2 Jahre alt, hatte Fieber und Durchfall. Da er sie nicht mit Antibiotika behandeln wollte, fragte er mich, was man tun könnte. Da nach den geschilderten Symptomen klar war, daß es sich um eine Darminfektion handelte, die man in den Tropen schnell bekommt,

gab ich ihm eine Dosis entsprechender homöopathischer Mittel mit nach Hause. Gesehen hatte ich das Kind nicht. Da er Arzt ist, konnte ich an seiner Beschreibung der Symptome keinen Zweifel haben. Nach einer Woche, als er wiederkam, fragte ich nach seiner Tochter. Er antwortete: »Das Fieber ist weg. Der Durchfall war zwei Tage weg. Nun hat sie ihn wieder«. Ich bat ihn, seine Tochter in die Praxis zu bringen. Als ich mir das Mädchen etwas genauer ansah, entdeckte ich auf dem Kopf ein leichtes Hautekzem, wegen der Haare kaum zu sehen. »Aha«, sagte ich im Selbstgespräch, »eine Psora haben wir da.« Er begriff gar nichts, da wir über die Miasmen noch nicht geredet hatten. Ich gab dem Kind 3 Globuli Sulfur C_{30}. »So, das ist alles. In einer Woche sagst Du mir Bescheid, wie es ihr geht,« sagte ich. Er war sichtlich enttäuscht, daß nicht mehr mit seiner Tochter geschah und fragte, ob das denn alles sei. Doch nach einer Woche war der Durchfall weg, das Ekzem hatte sich zurückgebildet und war nach 14 Tagen ganz verschwunden. Er konnte es kaum fassen! Kein Antibiotika, nur 3 Globuli Sulfur waren die Medizin.
Ein 3jähriges Kind hatte Asthma bronchiale (Bronchitis mit asthmatischen Anfällen) und seit 2 1/2 Jahren jede Nacht mehr oder weniger starke Anfälle von Husten mit Atemnot und schwer löslichem Schleim. Die Farbe des Sputums (Schleimauswurf) war hell. Bei längerem Husten hatte es einen brennenden Schmerz auf der Brust. Ich gab wegen des brennenden Schmerzes 3 Globuli Arsenicum album C_{30} und 2 Globuli Sulfur. Für den nächsten Tag bekamen die Eltern des Kindes noch einmal die gleiche Menge sowie zusätzlich 3 Globuli Ipecacuanha C_{30} als schleimlösendes Mittel mit. Als weitere Maßnahme therapierte ich zehn Minuten lang mit einem Hochfrequenzmagnetfeld der Fa. Brüggemann, Gauting. Ich gebe dieses Gerät deswegen an, weil es sich auch hier in den Tropen mit hoher Luftfeuchtigkeit als außerordentlich nützlich, auch bei Pferden, erwiesen hat. Auf dieses Gerät komme ich noch einmal zu sprechen. Eine Woche später sah ich dieses Kind wieder in meiner Praxis. Es hatte keine nächtlichen Anfälle mehr. Auch hier herrschte die Psora vor. Aus diesem Grunde wurde Sulfur eingesetzt. Sulfur zur Kanalisation, Freisetzen der Toxine (Giftstoffe) aus dem Gewebe und Abtransport derselben über die Lymph- und Blutbahn. Die Behandlung wird noch fortgesetzt, um eine vollkommene Heilung herbeizuführen.

Dies sind zwei auch auf Pferde übertragbare Probleme! Sollte Ihr Pferd einmal solch eine Krankheit haben, so denken Sie bitte an die Miasmen. Nur wenn Sie diese nicht übersehen, sind Sie in der Lage, Ihr Pferd gesunden zu lassen.
Das 3. Beispiel war ein Pferd. Der Kinderarzt wollte unbedingt wissen, wie die Homöopathie auf Pferde wirkt. Also begleitete er mich

zum »Club Hipico«, einem renommierten Reitclub für Springsport mit z.Zt. ca. 80 Pferden in Santa Cruz de la Sierra. Ich hatte zu diesem Zeitpunkt 4 Pferde zu betreuen. Eines hatte die Nase voller regelrecht blumenkohlartig aussehender, leicht blutender Warzen. Es ist eine Sykosis, sagte ich mir. Also werde ich Thuja als Warzen- und Sykosemittel einsetzen. Es war an einem Dienstag, ich verabreichte 5 Globuli Thuja C_{30}. 5 Tage später, am Sonntag, noch einmal Thuja C_{30} ... diesmal 10 Globuli. Es folgte eine Woche Pause. Am darauffolgenden Sonntag begutachteten wir unseren Patienten. Das Bluten hatte aufgehört. Die Warzen waren noch vorhanden, nicht mehr ganz so stark, aber doch noch vorhanden, zufrieden war ich mit dem Ergebnis nicht. Ich wußte zwar, daß es auch gewisse Mischtypen gibt und ließ mich auf diesen Gedanken ein. »Weißt Du«, sagte ich, »da gibt es unter anderem noch so ein gutes Warzenmittel, »Causticum«, das ist zwar ein psorisches Mittel, paßt aber mit Thuja ganz hervorragend zusammen.« Das verstand er nun überhaupt nicht. Da hatten wir mit nur 2 Behandlungen schon so viel erreicht, und ich wechselte das Mittel. Ja, wir hatten schon eine Menge erreicht: das Bluten hatte aufgehört, die Warzen waren kleiner geworden. Aber sie waren noch da. Ich setzte also Causticum C_{30} mit 10 Globuli ein. Eine Woche später waren die Warzen weg. Mein bolivianischer Doktor untersuchte die Nase ganz fassungslos. Aber soviel er auch suchte, es waren keine Warzen mehr vorhanden! Ich gestehe ein, ich konnte ein leichtes Schmunzeln nicht verbergen. Aber es ist wie in jedem Beruf: »Erst der Erfolg bringt den Spaß an der Arbeit!«

Die Psora

Die Psora ist eine Grundursache und Erzeugerin unzähliger Krankheitsformen, die z.B. unter dem Namen Nervenschwäche, Melancholie, Krämpfe aller Art, auch Kolik, Knochenerweichungen, Hauterkrankungen, Gicht, Spat, Knochenfäule, Asthma, Bronchitis bis Lungenvereiterung, Impotenz und Unfruchtbarkeit, Lähmungen, Schmerzen vieler Art usw. bekannt sind. Diese einzelnen Krankheiten, es gibt bei weitem mehr davon — werden in der pathologischen Sicht (Lehre von den Krankheiten) als jeweils eigenständige Krankheiten angesehen. — Sie sind es aber nicht, sondern alle hängen eng aneinandergekettet. Wäre diese psorische Veranlagung (vererbte Ver-

anlagung über Generationen) nicht vorhanden, hätten viele Pferde auch nicht diese Probleme, jedenfalls nicht chronisch.
Im akuten Anfangsstadium würde das Pferd mit geringfügigen homöopathischen Hilfen alle diese Probleme von selbst meistern. Da dies aber häufig nicht der Fall ist, läßt sich daraus schließen, daß ein Miasma der Psora, Syphilis oder Sykosis dahintersteht. Im Organon §80 gibt Hahnemann u.a. an, daß er zwölf Jahre seines Lebens damit verbrachte, die Quelle jener unglaublich zahlreichen Mengen langwieriger Leiden aufzufinden, diese der ganzen Vor- und Mitwelt unbekannt gebliebene, große Wahrheit zu erforschen, zur Gewißheit zu bringen und zugleich die vorzüglichen antipsorischen Heilmittel zu entdecken, welche diesem tausendköpfigen Ungeheuer von Krankheiten in seinen so verschiedenen Formen und Äußerungen zumeist gewachsen wären.

Wir sehen also, daß das Miasma der Psora schon sehr alt ist. Sie konnte sich nur dadurch so variantenreich in allen möglichen Krankheitsformen entwickeln, weil so viele Ärzte nie versuchten, die Patienten aus sich heraus zu kurieren. Es wurde immer nur abgeblockt, um die Symptome verschwinden zu lassen, z.B. mit Cortison, Penicillin, Tetracyclin, Chloromycetin, Streptomycin und anderen mehr. Hervorragende Einzelerfolge wurden erzielt! Jedoch nur äußerliche, oberflächliche! In der Tiefe des Körpers verbreitete sich die Psora immer weiter, da ja nicht das Übel an der Wurzel gepackt wurde. So blieben die Erfolge oberflächliche Scheinerfolge und führten aus genannten Gründen zu meist nicht reparablen Spätfolgen.
Wie schon erwähnt, brachte Hahnemann zwölf Jahre seines Lebens damit zu, alles an Material zusammenzustellen, das ihm seine Schlüsse über die Miasmen erlaubte. Immer wenn ein chronisch Kranker zu ihm in die Praxis kam, machte er eine Totalanamnese. Dies bedeutet, er schrieb alle Symptome vom Beginn der Krankheit bis zum Momentanzustand auf. Nachdem er über Jahre eine große Anzahl solcher Fälle zusammengetragen hatte, suchte er die Grundlinie all dieser Krankheiten zu kristallisieren. Zunächst war ihm natürlich nicht klar, wohin das alles führen würde. Aber so nach und nach wurde aus den vielen Mosaiksteinchen ein großes Bild: die Psora mit ihren vielfältigen Krankheitsformen. Schaut man sich z.B. die Epilepsie an, so wird für jeden Kranken der Anfang, der Anfall selbst, auch sein Zustand nach dem Anfall, eigene individuelle Züge aufweisen. Es ist also nicht so, daß der Verlauf der Epilepsie immer gleich ist und gleich empfunden wird. Demnach kann sie nicht bei jedem Patienten mit dem gleichen Mittel besiegt werden. Das Gleiche gilt für viele andere Krankheitsformen, die die Psora als Basis haben. Eines aber haben Krankheitsformen gemeinsam: die Wurzel des

Übels, den Anfang, die Psora. Trotz dieser gemeinsamen Wurzel drückt jeder Patient seinen individuellen Stempel, sein persönliches Ich auf seine Beschwerden. Aus diesem Grunde sind eben in der homöopathischen Therapie Hautkrankheit nicht gleich Hautkrankheit, Epilepsie nicht gleich Epilepsie, Diabetes nicht gleich Diabetes usw. Sie weichen alle etwas voneinander ab und müssen entsprechend individuell behandelt werden.
Die Psora umfaßt einen großen Prozentsatz aller Hautprobleme, chronische Katarrhe, dazu zählen auch die Bronchialkrankheiten, Ulzeras (Geschwüre), maligne Leiden (bösartige Leiden, oft mit bösartigem Krebs gleichgesetzt), Tumore (Geschwulstkrankheit), Epilepsie und Geisteskrankheiten.
Sehr häufig entwickelt sich die Psora aus einfachen akuten Stadien heraus und wird erst richtig angefacht durch den enormen Arzneimittelkonsum über Generationen. Dadurch erhält sie ihre Kompliziertheit und wird dann leider teilweise auch nicht mehr behandlungsfähig. Doch gängige und praktizierte Behandlungsmethoden verfolgen oft den Weg »Fort von der Oberfläche... hinein in den Organismus...«, aber die Folgen kommen so sicher, wie Sie diese Zeilen lesen. Die Verwurzelung des Grundleidens ist um so größer, je mehr man es nach innen treibt, und die Behandlungsunfähigkeit wird ebenfalls immer größer oder auch der Behandlungszeitraum verlängert sich gehörig.
Die Krankheiten werden immer in umgekehrter Reihenfolge ihres Auftretens verschwinden, d.h. die zuletzt aufgetretenen Symptome verschwinden als erstes und die zuerst aufgetretenen verschwinden als letzte. Es werden alte längst vergessene Hautausschläge wieder erscheinen, alte Katarrhe, die unterdrückt wurden, erscheinen plötzlich wieder usw. Wenn man jetzt weiter richtig therapiert, wird dies aber alles nur vorübergehend sein, und der Patient geht seiner Genesung entgegen — einer richtigen, tatsächlichen Genesung und nicht einem produzierten Bild!

Was sind die Folgen der Unterdrückung von Hautausschlägen und katarrhalischen Ausscheidungen? Die Unterdrückung von Hautausschlägen und katarrhalischen Ausscheidungen darf nicht geschehen, denn dies ist für den Organismus ein tiefgreifender Schock und bedeutet für den Patienten einen vielleicht nicht wieder gutzumachenden Schaden. Die Psora wird gefördert und komplexer von Jahr zu Jahr und von Generation zu Generation. Irgendwann wird sie dann die Basis aller Leiden sein.
All das bisher Gesagte gilt ohne Ausnahme auch inzwischen bei unseren Pferden. Und gerade aus diesem Grunde gehe ich so sehr auf dieses wichtige Thema ein. Ich versuche Ihnen klarzumachen, daß

Sie umdenken müssen. Auch die Pferde werden — wie die Menschen — immer kranker — chronisch kranker. Schauen Sie bitte nur, wieviele Pferde Husten, Schnupfen, Triefnasen, Bronchitis, asthmatische Zustände bis zum Dampf haben.
Oder wieviele Pferde leiden an Spat, Gewebeempfindlichkeiten (auch Arthrosen gehören dazu), Gallen und Kreuzgallen, Hauterkrankungen usw. Hier besteht die Möglichkeit für Sie, Wege der Heilung für Ihr Pferd aufzuzeigen. Zum Teil können Sie viel selbst machen, zum Teil müssen Sie sich von geeigneten Personen helfen lassen. Und obwohl meine Einstellung zur Schulmedizin eindeutig ist, muß ich Ihnen dennoch den Rat geben, einen Tierarzt zu konsultieren, wenn Sie Zweifel an der Diagnose haben, wenn akute Probleme auftauchen oder akute schwere Krankheiten!

Mittel des psorischen Miasmas

Acid. mur., **Acid. nitr.,** Acid. phosph., **Acid. sulf.,** Agar. musc., Alum., Ammon. carb., Ammon. mur., Anacard. or., **Antimo. crud.,** Aqu. marin., Argent. nitr., Arsen. alb., Asa. foet., Aur. met., **Bar. carb.,** Borax ven., Bovist., Brom. (Florid), **Calc. carb., Calc. phosph., Carb. animal., Carb. veget.,** Caustic., Cist. canad., Clemat. erect., Colocyth., Con. mac., Corall. cubr., Cupr. met., Digit. purp., Dulcam., Euphorb. off., **Graphit.,** Guajac., **Hep. sulf., Jod.,** Juglans. reg., Kal. bichrom., **Kal. carb., Kal. jod.,** Kal. nitr., **Lycopod., Magnes. carb., Magnes. mur.,** Mangan. acet., Merc., Mezer., **Natr. carb., Natr. mur.,** Oleand., **Ol. Jecor. as., Petrol.,** Phosph., Platin., Psorin., Sarsapar., Sepia., **Silic.,** Spong. tost., Stann. met., Stahpys., Sulf., Tuberculin., Zinc.
(siehe Arzneimittelregister Seite 124)

Weiter möchte ich nicht in den Bereich der Psora eindringen. Mir geht es darum, Ihnen die Hintergründe von Krankheiten klarzumachen, warum ein Pferd immer wieder, manchmal sogar schlimmer als vorher, unter seinen Probleme leidet. Erst wenn Sie den Hintergrund verstanden haben, verstehen Sie auch, daß alles, was mit Heilen zu tun hat, Zeit braucht und dieses eben nur mit biologischer Therapie möglich ist. Alles andere ist ein Abblocken und Wegdrücken von Symptomen und Krankheiten, die aber früher oder später wieder verstärkt, möglicherweise unter einem anderen Namen, auftauchen, d.h. ein anderes Problem bilden.

Die Syphilis

Dieses Thema werde ich nur kurz berühren, da ich der Ansicht bin, daß die Geschlechtskrankheiten bei Pferden durch dauernde ärztliche Voruntersuchungen vor dem Deckakt eine relativ untergeordnete Rolle spielt. Beim Menschen ist das etwas anderes. Nicht kontrollierter sexueller Wechselverkehr zieht eine große Ansteckungsgefahr durch Geschlechtskrankheiten nach sich. Ich zitiere Paragraph 79 des Organon: »Man kannte bisher nur die Syphilis einigermaßen als solche chronisch-miasmatische Krankheit, welche ungeheilt nur mit dem Ende des Lebens erlischt. Die, ungeheilt, gleichfalls von der Lebenskraft unvertilgbare Sykosis (Feigwarzenkrankheit) erkannte man nicht als eine innere chronisch-miasmatische Krankheit eigener Art, wie sie doch unstreitig ist, und glaubte sie durch Zerstörung der Auswüchse auf der Haut geheilt zu haben, ohne das fortwährende, von ihr zurückbleibende Siechtum zu beachten.« Zur Erklärung der Syphilis: Es gibt drei Stadien dieser Krankheit:

1. Stadium: (primäre Syphilis)
Sie erscheint 3-4 Wochen nach der Ansteckung, im Mittelwert so etwa 20 Tage. Etwa nach 4-8 Wochen heilt sie scheinbar ab, d.h. sie verschwindet einfach wieder. Dies ist die sogenannte 1. Inkubation in der 1. Etappe. Die 2. Inkubation ist die zwischen dem Auftreten der Syphilis und ihrer klinischen Manifestation (Verfestigung). Diese Latenzzeit beträgt 6-7 Wochen.
2. Stadium (sekundäre Syphilis)
In diesem Stadium ist die Syphilis am ansteckendsten. Die ersten Anzeichen erscheinen zwei Monate nach der Ansteckung. Danach folgt eine Latenzzeit von 2-3 Monaten. (Latenz = ein zeitweiliges Verborgenbleiben, Schlummern von Krankheiten oder auch krankhaften Veränderungen.) Danach folgt die nächste Etappe. Es brechen die sekundo-tertiären Zeichen aus. Die Zeichen sekundärer Syphilis erlöschen wieder nach 2-3 Jahren des Bestehens. Bei der 3. Inkubation erscheint jetzt die sekundär-tertiäre Syphilis. (Inkubation = Zeit der Ansteckung bis zum Ausbruch der Krankheit)
3. Stadium (tertiäre Syphilis)
Es ist das tertiäre Stadium der Syphilis. Während diesem Stadium ist eine experimentelle Superinfektion möglich.
Und nun kommt etwas, auf das ich eigentlich hinaus möchte. In der medizinischen Literatur wird gesagt, daß die Ansteckung des Partners immer einen Primäraffekt als erstes auslöst. (Primäraffekt = 1. Stadium einer Krankheit), gleichgültig, in welchem Stadium der Ansteckende sich gerade befand. Dem ist nicht so. Wenn man z.B. an-

nimmt, daß das, was wir das syphilitische Miasma nennen, in einer bestimmten Zeit und Zyklus bei jemandem zu einer bestimmten Krankheit führt und gehen wir davon aus, daß dieser Jemand die Primärmanifestation hinter sich hat und nach einer entsprechenden Behandlung von seinem allopathischen Arzt mit der Bemerkung entlassen wird, er dürfe nun wieder sexuellen Verkehr haben, es sei alles in Ordnung, so ist dies ein Irrtum. Wenn er den Geschlechtsverkehr aufnimmt, wird seine Partnerin krank, jedoch ohne das Primärstadium zu durchlaufen. Sie wird also die Symptome erhalten, in der der Ansteckende gerade steckt. Es sind die bereits fortgeschrittenen Symptome. Das Gleiche gilt auch für die Psora und die Sykosis. So läßt sich sagen, daß alle drei Miasmen, die Psora, Syphilis und Sykosis, in ihrem energetischen Verhalten zu jeder Zeit sehr ansteckend sind.

Dies läßt sich bei akuten Infektionskrankheiten nicht beobachten. Bei den Miasmen jedoch überträgt sich immer die jeweilige Entwicklungsstufe, in der sich die betreffende, ansteckende Person gerade im Zeitpunkt des Kontaktes befindet.

Wie heilen nun die homöopathischen Mittel? Kann man so einen syphilitischen Fall im frühen Stadium in Behandlung bekommen, so läßt sich das Übel an der Wurzel packen und eine latente Weiterentwicklung wird verhindert. Die Homöopathie stellt die in Unordnung geratene Ordnung wieder her, indem z.B. Bubonen (Bubo = Leistengegend = entzündliche Schwellung der Lymphdrüsen in der Leistenbeuge), die sich gebildet haben, zügig herauseitern und wie eine normale Wunde abheilen. Würde nicht homöopathisch therapiert werden, wird der Eiter nach und nach vom Körper resorbiert, d.h. vom Körper aufgenommen, und es geht in das nächste Stadium über. Im Sekundärstadium verschwindet zunächst die ulzeröse (geschwürige) Phase nicht. Hier beruhigt die Homöopathie den Prozeß, bis auch in der Tiefe des Organismus diese beruhigende, beherrschende und korrigierende Wirkung eintritt. Nun erst erlischt alles schrittweise.

Mittel des syphilitischen Miasmas

Acid. fluor., **Acid. nitr.,** Antim. crud., Arg. met., **Arsen. alb., Asa. foet., Aur. met., Carb. anim., Corall. rub.,** Cupr. met., Euphorb. off., Ferr. jod., Guajac., Hep. sulf., **Jod., Kal. bichrom.,** Kal. jod., Kalm. lat., Kreos., **Laches., Merc.,** Mezer., **Phytol. dec.,** Sangui. can., **Sarsapar.,** Silic., Staphys., **Sulf., Thuj. occ.,** Xantox. frax.

(siehe Arzneimittelregister Seite 124)

Die Sykosis (Feigwarzenkrankheit)

Die Sykosis ergreift vor allem das weiche Gewebe (Mesoderm = Haut), die Syphilis das weiche Gewebe, das Periost (Knochenhaut) und Knochen, die Psora erstreckt sich auf alle Gewebe ohne Ausnahme.
Zu erkennen ist die Sykosis äußerlich an den auftretenden Feigwarzen auf der Haut, oder am gonorrhoeischen Ausfluß bei Mann und Frau. (Beim Mann ist es leichter festzustellen). Bei der Frau läuft eine derartige Untersuchung durch den Gynäkologen ab. Nehmen wir ein Beispiel, um den Unterschied zwischen der allopathischen Medizin, also die Bekämpfung mit Penicillin, und der Homöopathie darzulegen.
Bei der Penicillin-Therapie ist es eine Blitzkur. Der Ausfluß hört auf, und der Arzt sagt dem Patienten, er könne wieder Sexualverkehr aufnehmen. Dies ist leider nicht richtig, denn der Ausfluß wurde nur gestoppt, die Gonokokken gekillt, aber das sykotische Miasma ist geblieben. Würde man jetzt ein homöopathisches Mittel, ein sykotisches Mittel also, gegen die Gonorrhoe einsetzen, so wird nach einer gewissen Zeit der Ausfluß wieder erscheinen, aber nicht, weil das betreffende Mittel eine Gonorrhoe erzeugt. Nein, die war ja nur noch nicht ausgeheilt. Der Ausfluß kann sich über ein paar Wochen hinziehen, um dann ganz zu verschwinden. Jetzt kann man den Patient als geheilt bezeichnen.
Ein anderes Beispiel: Jemand kommt mit einem gelb-grünen Nasenausfluß. Während der Behandlung verschwindet der Nasenausfluß, und plötzlich sagt der Patient: »Herr Doktor, jetzt habe ich aber Ausfluß an anderer Stelle (Sexualbereich). Der Patient hat das Miasma der Gonorrhoe irgendwann übernommen und durch die homöopathische Behandlung tritt die Heilung auf umgekehrtem Wege ein. Auch hier war die Gonorrhoe nicht ausgeheilt. Somit war der Nasenausfluß ein sykotischer Nasenausfluß.
Noch ein Beispiel: Jemand hat fürchterliche Schmerzen und rührt sich nicht vom Fleck, weil alle Muskeln bei jeder Bewegung weh tun. Normalerweise würde man an das Homöopathikum Bryonia denken. Schmerzen, die in der Ruhe sich bessern und bei jeder Bewegung sich enorm verschlechtern. Es hilft aber nicht. Warum? Bryonia ist kein Mittel im sykotischen Bereich. Es wird aber ein Mittel im Bereich der Sykose verlangt. Der Schmerz wird verschwinden, und auch hier kehrt zuerst ein Ausfluß zurück, der nach weiterer Behandlung verschwindet und der Patient gesundet.

Alle diese Dinge lassen sich auch auf das Pferd übertragen. Daran müssen sie denken, wenn die Krankheit trotz bester Behandlung nicht weichen will.

Mittel des sykositischen Miamas

Acid. fluor., **Acid. nitr., Arg. nitr.,** Capsic. ann., **Medorrhin., Merc.,** Mezer., Nat. mur., Phytol. dec., Psorin., Pulsat. nigr., **Sabin.** (Feigwarzen, Gicht), Sarsar., Sepia, Stahpys., **Thuj., occ.,** Zinngib.
(siehe Arzneimittelregister Seite 124)

An dieser Stelle möchte ich den Brief einer Pferdebesitzerin wörtlich wiedergeben. Er ist einer von vielen und bezeichnend für die Problematik in der Medizin.

Frankfurt, den 16. Oktober 1987

Sehr geehrter Herr Emich!
Ich habe mit Interesse Ihr Buch »Naturheilkunde für Pferde« gelesen, aber leider keine Antwort auf für mich sehr wichtige Fragen gefunden. Das ist der Grund, weswegen ich Ihnen schreibe. Sie werden bestimmt schon abgeschreckt von der Länge des Briefes, aber es erschien mir wichtig, Ihnen einige Informationen zu geben, denn wie Sie in Ihrem Buch bemerkten, ist es schwer, eine Diagnose zu stellen, wenn man das Pferd nicht vor Augen hat. Ich erzähle also erst ein bißchen Vorgeschichte.
Ich habe die Vollblutstute dreijährig praktisch von der Rennbahn weggekauft. Für Rennen war die Stute zu langsam, und da sie auch im Umgang »charakterunrein« (biß, schlug, legte immer die Ohren an) war, wollte man sie zum Schlachter geben. Ich mochte sie auf Anhieb, und obwohl mir Freunde abrieten, kaufte ich sie.
Schon zwei Tage, nachdem sie in den von mir ausgesuchten Pensionsstall gekommen war, fing sie an zu husten. Ich rief sofort den Tierarzt, der eine akute Bronchitis feststellte und sie gleich mit Spritzen behandelte. Weiter sollte ich inhalieren lassen und Hustensaft eingeben. Nach kurzer Zeit trat eine merkliche Besserung ein, und bald waren wir den Husten los.

Aber noch während sie hustete, wurden schon nacheinander alle Beine dick. Futterumstellung wurde diagnostiziert und Einreibungen verschrieben. Auch hier trat eine Gesundung schon nach kurzer Zeit ein. Lahmheitserscheinungen waren keine aufgetreten. Von nun an hustete sie in Abständen von vielleicht zwei Monaten (mal mehr und mal weniger schwer). Immer wurde der Tierarzt gerufen. Zwar geht der dauernde Tierarztbesuch ganz schön ins Geld, und als Schülerin, die ich damals noch war, mußte ich mir das Geld für das Pferd sowieso nebenher verdienen. Auf das Können des Fachmannes aber wollte ich nicht verzichten. Ungefähr ein Jahr nach den dicken Beinen stellte ich Überbeine an den beiden Innenseiten der Vorderbeine fest. Kurze Zeit darauf Lahmheit. Der herbeigeholte Tierarzt diagnostizierte Überbeine an den Griffelbeinen, die auf die Sehnen drückten und verschrieb scharfe Einreibungen. Aber es half nichts.

So wurde die Stute operiert. Es wurden die Griffelbeine entnommen. In der darauffolgenden Stehzeit verhielt sich die Stute brav, und die Wunden verheilten schnell und ohne Komplikationen, so daß wir schon nach neun Wochen mit ersten fünfminütigen, langsam sich steigernden Spaziergängen beginnen konnten. Ich ließ mir viel Zeit, und obwohl sie schon vier Wochen danach vom Tierarzt zum Reiten freigegeben wurde, wartete ich noch weitere sechs Wochen, in denen wir viel spazierengingen. Überhaupt habe ich bei allen Krankheiten darauf geachtet, daß eine ausreichende Schonzeit da war. Außerdem muß das Pferd bei mir sowieso keinen Leistungssport machen.

Aber weiter!
Noch in diesem Jahr hatte sie einen Abszeß an der Innenseite der linken Ganasche. Er wurde aufgeschnitten, der Eiter kam heraus, und auch diese Wunde verheilte erstklassig. Den Sommer über kämpften und kämpfen wir noch mit einem ziemlich hartnäckigen Schweif- und Mähnenekzem, das auch auf die verschiedensten Arten vom Tierarzt behandelt wurde, aber nie zur richtigen Heilung führte. Inzwischen wechselte ich dann den Tierarzt.
Der immer wieder auftretende Husten wurde nun als Stauballergie erkannt, und ich zog daraus meine Konsequenzen. Hatte sie bis jetzt in einem Stall mit dreizehn anderen Pferden zusammengestanden, so kam sie jetzt in eine Offenstallbox, zwar mit Sicht- und Fühlkontakt zu anderen Pferden, aber auch mit viel frischer Luft. Es wurden Sägespäne eingestreut, Stroh und Heu wurden im Salzwasserbad naß gemacht, und der Hafer wurde angefeuchtet. Natürlich kam sie auch hier wie schon vorher jeden Tag für mehrere Stunden auf die Koppel. Trotzdem kamen wir nicht um die Lungenspülung herum.

Diese nicht nur umständliche und zeitraubende, sondern auch wahnsinnig teure Aktion hat uns tatsächlich Besserung gebracht. Sie hustet zwar immer noch hin und wieder, aber der Tierarzt, den ich jedesmal konsultierte, bestätigte mir auch jedesmal, daß ich mir keine Sorgen zu machen brauche, obwohl er ihr hin und wieder auch mal eine Spritze gab. Natürlich bekam sie während der Lungenspülung auch Hustenpulver und Inhalationen mit einem vom Tierarzt verschriebenen Mittel. Aber trotz aller Vorschriften (Sägespäne, nasses Heu und Stroh, feuchtes Kraftfutter und viel Luft) lebe ich ständig in der Angst vor erneutem Husten und einer daraus resultierenden Dämpfigkeit.
Außer den bisher geschilderten Krankheiten hatte sie noch eine Huflederhautentzündung, Lymphknotenvereiterung, Einschüsse und eine Kolik, von den Schrammen und Wunden, die sie sich im Spiel oder Kampf mit anderen auf der Koppel zuzieht, gar nicht zu reden. Aber alle Krankheiten heilten bisher sehr gut, und alle, bis auf die Operation und Huflederhautentzündung, schienen schmerzfrei zu sein.
Dies kann ich natürlich nur daraus schließen, daß die Stute immer munter ist, niemals Fieber hatte, gut frißt und niemals stumpfes Fell oder trübe Augen hatte. Nur, bei der Anfang dieses Jahres aufgetretenen Hormonhaushaltstörung waren äußerliche Anzeichen zu erkennen. Sie wurde innerhalb kürzester Zeit furchtbar dünn. Eine sofort eingeleitete Blut- und Kotuntersuchung ergab zwar keine Würmer, aber einen zu hohen Leber- und Muskelwert, was auch immer es damit auf sich hatte. Auch bei hartnäckigem Fragen erhielt ich nur eine unzureichende Antwort. Behandelt wurde das Ganze mit Aminosäure. Nebenbei fütterte ich noch Lebertran. So bin ich am Ende meiner Aufzählung. Nur eines möchte ich noch bemerken, bevor ich auf meine Fragen komme.
Ich habe mir immer eingebildet, daß das Pferd es gut bei mir hat. Sie kommt jeden Tag auf die Koppel, ich kümmere mich selber jeden Tag um sie. Sie bekommt Hafer, Kleie, Rübenschnitzel oder Maissilage, frisches Gras im Sommer und Heu im Winter, Vitamine und viele Äpfel, Möhren und Birnen, weniger Brot. Viele Leute haben mir schon geraten sie zu verkaufen oder sie zum Schlachter zu bringen. Obwohl sich diese Leute nicht halb so viel Sorgen um ihre Pferde machen, und diese manchmal wochenlang in ihrer Box bleiben müssen, sind sie nicht mal halb so oft krank wie meine Stute.
Bitte verstehen Sie mich nicht falsch. Ich denke nicht daran, die Stute herzugeben. Ich hänge sehr an ihr, und mein Mann würde eine Trennung niemals zulassen, aber ich suche immer nach einer Möglichkeit, vielleicht doch noch etwas für sie zu tun.
Könnte ich zum Beispiel mit einem nicht chemischen Mittel ihre Ab-

wehrkräfte stärken oder ihren gesundheitlichen Gesamtzustand überhaupt verbessern? Mache ich vielleicht irgendetwas in der Fütterung verkehrt? Es gibt doch auch anfällige Menschen, denen geholfen wird, da kann ich doch mein Pferd nicht gleich schlachten lassen. Könnten Sie vielleicht einmal über meine Fragen nachdenken? Es wäre wirklich sehr nett, denn ich möchte keine Möglichkeit ungenutzt lassen, vor allen Dingen, was den Husten betrifft. Mit einem Dankeschön im voraus verbleibe ich höflichst D.L.«

Ich konnte in meinem Antwortschreiben natürlich keine Abhandlung über die Miasmen Psora oder Sykose geben. Jedoch versuchte ich dieser Pferdebesitzerin den Weg des Problems aufzuzeigen und gab ihr einige Tips, soweit dies möglich war. Gehen wir also diesen Brief durch. Es betrifft ja recht viele Pferde, die in gleicher oder ähnlicher Art und Weise betroffen sind.
Schon zwei Tage, nachdem sie (die Stute) in den von Frau »L.« ausgesuchten Pensionsstall gekommen war, fing sie an zu husten. Der gerufene Tierarzt diagnostizierte eine akute Bronchitis und therapierte sogleich mit Spritzen.
Ein nicht biologisch therapierender Arzt wird das lebende Individuum immer dividieren und seine anatomischen Einzelteile therapeutisch unter die Lupe nehmen. Aus diesem Grunde und mit Hilfe der allmächtigen Pharmaindustrie, deren Produkte ja verwendet wurden, hat man das Yang-Yin Energie-Gleichgewicht (nach der chin. Lehre von Energiefülle und Energieleere) im Organismus immer mehr aus der Bahn geworfen. (Siehe mein Buch »Naturheilkunde, Bewährte Behandlungsmethoden bei Pferdekrankheiten«, Ahnert-Verlag — »Akupunktur«.)
Das Pferd hatte somit gar keine Chance mehr, sich zu erholen (gesund zu werden). Dies ist ja auch aus dem Brief zu erkennen.
Aber weiter im aufgeführten Text: Ferner gab es noch Inhalationen und Hustensaft. Dem Pferd ging es bald besser, und »waren wir den Husten los«. Irrtum! Die Symptome wurden wieder einmal beseitigt, um das eigentliche Problem, um das eigentliche Miasma, die Grundkrankheit, kümmerte man sich aber nicht. Durch falsche Therapie wurde das Übel weiter hinein in den Organismus, ins Zentrum getrieben. Statt vom Zentrum aus anzufangen, therapierte dieser Tierarzt mehr oder weniger peripher (von außen). Auch die Schleimhäute der Bronchien sind eine Oberfläche — eine innere Oberfläche in einem Hohlraum.

Dies hat aber nicht nur dieser Tierarzt falsch gemacht, sondern die anderen davor auch. Das Pferd hat also seine akute Bronchitis nicht

erst im neuen Stall, sondern schon davor erworben. Hier wurde — in bestem Glauben — bereits ein krankes Pferd gekauft.
Aber verfolgen wir den Brief weiter!
Noch während der Hustenzeit bekam das Pferd dicke Beine. Futterumstellung ist die Diagnose gewesen! Das ist nur eine halbe Wahrheit.
Andere Pferde machen auch eine Futterumstellung durch, ohne dicke Beine zu bekommen. Also muß es bereits eine Disposition (Veranlagung, Krankheitsbereitschaft) in tieferen Geweben gegeben haben, ohne die die Futterumstellung keine Chance zu dicken Beinen gegeben hätte. Tiefere Gewebe könnten z.B. sein: Bindegewebe, Lymphatisches System (das ist überall im Körper, wo die Lymphflüssigkeit zirkuliert) oder auch Nieren- sowie Leberstoffwechsel.
Diese erworbene Disposition ist die Folge der nicht ausgeheilten Bronchitis. Obwohl der Husten weg war, das Tier also scheinbar gesund, war doch nur das Symptom beseitigt. Von Beseitigung des Problems jedoch keine Spur. Die Psora konnte sich munter unentdeckt weiterverbreiten nach dem Motto: »Auf zu neuen Untaten«.
Und siehe da, als die Beine in Ordnung schienen, kam inzwischen das alte Problem, der Husten, wieder, wenn auch zunächst nicht so häufig. Immer wieder wurde durch den Tierarzt das eigentliche Problem, die Behandlung des Miasmas der Psora nicht in Angriff genommen und geheilt, sondern es wurde weiter unterdrückt. Wie sollte dies auch mit der falschen Therapie möglich sein!
Die Probleme wurden immer größer und auch komplizierter für eine biologische Therapie.

Nach einem Jahr stellten sich als nächstes Überbeine an den Griffelbeinen heraus. Die Psora konnte sich also unentdeckt weiterentwickeln. Stoffwechselstörungen im Knochenbereich ist der Bereich, der der Psora als auch der Syphilis eigen ist, d.h. nicht, daß dieses Pferd geschlechtskrank ist mit all den Symptomen der Syphilis, so wie man das allgemein versteht. Es reicht auch die vererbte Konstitutionsschwäche, das Miasma der Syphilis aus, um den Boden all dieser in Reihe folgenden Probleme zu ebnen. In diesem Falle herrscht jedoch die Psora vor. Scharfe Einreibungen, eine Therapie von außen, konnte ebenfalls nicht helfen, da es eine inzwischen von innen gesteuerte Problematik war.
Scharfe Einreibungen lasse ich gelten bei Exostosen (von der Knochenoberfläche ausgehende Verdickung), die als Folge von Verletzungen entstanden sind. Die Erfolge sind häufig recht gut. Von regelrechten Stehzeiten halte ich nichts, bedeuten sie doch mehr Belastungen des Bewegungs- sowie Verdauungsapparates.
Stauungen im Lymph- und Venensystem sind häufig die Folge. So-

weit es irgend möglich ist, ein paar Meter 2 bis dreimal täglich langsam führen, das fördert die gesamte Zirkulation und somit die Heilung.
Einerseits steht das Pferd in der Box sowieso nicht still und andererseits ist die Box für den positiven Effekt der Zirkulation durch die Bewegung zu klein.
Daß sich das Miasma der Psora immer weiter manifestierte, ergibt sich aus dem Abszeß an der linken Ganasche. Auch diesen hätte man mit homöopathischen Mitteln beseitigen können. Statt dessen wurde dieser Abszeß zwar eröffnet, so daß der Eiter abfließen konnte. Es ist ja ganz vernünftig, wenn der Eiter nach außen abfließen kann, aber gleichzeitig hätte man eine Grundsanierung des Pferdekörpers auch vornehmen müssen, denn jeder Abszeß hat doch auch irgendwo seine Ursache!
Als alles nichts half, mußte ein neuer Sündenbock her: Der Husten wurde zur Stauballergie erklärt. Nun hatte man den Schuldigen gefunden. Der Staub! Spätestens jetzt müßte man doch nachdenklich werden, finden Sie nicht auch? Es bedarf hier doch keines Universitätsstudiums, um zu erkennen, daß die Problematik immer größer wurde, daß hier an der Art der Behandlung etwas nicht stimmen kann.

Die Therapie kann doch nun nicht darin bestehen, ein paar antiallergische Injektionen zu verabreichen und das Futter umzustellen. Der Grund des Übels muß gesucht, gefunden und beseitigt werden.

Es ist zwar bedauerlich, daß nun scheinbar eine Allergie vorhanden ist, und es muß möglicherweise auch für eine Entlastung in Form einer Lungenspülung gesorgt werden, jedoch eine Heilung wird es so niemals geben. Es ist immer nur ein Herumdoktoren an der Oberfläche. Die Symptomatik wird verändert und immer undurchsichtiger sowie schwieriger. Das Miasma gewinnt an Boden und hält an, bis das erkrankte Tier irgendwann stirbt (geschlachtet wird).
Wie man aus dem Brief weiter ersehen kann, gab es noch Huflederhautentzündung, Lymphknotenvereiterung, Einschüsse, Kolik, und man staune nicht, veränderte Leberwerte. Nein! — Es ist wirklich nicht erstaunlich, daß die Leberwerte erhöht sind. Diese ganze Serie von endogenen (von innen bedingt) Intoxikationen (Vergiftungen) durch das sich immer weiter ausbreitende Miasma und exogenen (von außen bedingt) Intoxikationen durch den behandelnden Tierarzt mit seinen allopathischen Medikamenten, müssen zumindest eine Funktionsstörung der Leber nach sich ziehen.
Die Nebenwirkungen solcher Medikamente sind immer vorhanden, auch dann, wenn man sie nicht gleich sieht oder sofort labormäßig erfassen kann. Selbstverständlich ist dies auch eine Frage der Kon-

stitution des Pferdes, jedoch nicht primär. Ist die Abwehrlage gut, d.h. das Pferd ist gesund, dann wird es mit solchen noch am Anfang stehenden Krankheiten spielend fertig. Verschleiert man aber diese Krankheiten, so schafft man den Nährboden für weitere Probleme. Verstopft man der Krankheit ihre Ausgänge, weiß sie nicht, wie sie an die Oberfläche kommen kann, und sie kann unentdeckt sozusagen unterirdisch weiter bohren, sich auf andere Organe versetzen und wird dadurch immer gefährlicher. So geschah dies auch in unserem vorliegenden Falle.

Zum besseren Verständnis ein anderes Beispiel aus dem Alltag: wird ein rostiges Auto mit Farbe überpinselt, so maskiert man den Rost, wenn dieser vorher nicht entfernt wird. Das Fahrzeug sieht außen wunderschön aus. Die Krankheit Rost bleibt unentdeckt. Es läßt sich äußerlich zunächst nicht feststellen, daß der Rost unter der schönen Oberfläche weiter sein Unwesen treibt.

Die »Therapie« hat also nur an der Oberfläche stattgefunden. Der Rost bohrt weiter, er frißt sich in neues, vorher nicht befallenes Blech. Für das Auto wird so die Krankheit Rost immer gefährlicher. Eines Tages platzt über dem sich weiterfressenden Rost die Farbe ab, und alles bricht nach außen auf. Ab ist der Lack! Weg ist die Schönheit! Der Rost wird zur chronischen Krankheit und frißt irgendwann das Auto auf.

So ähnlich ist es mit dem menschlichen Körper oder hier mit dem Pferdekörper. Wenn er sich nicht mehr zu helfen weiß, vor lauter Giftstoffen, auch Toxine genannt, versucht er, diese unter anderem auch über die Haut in Form von Ausschlägen mit und ohne Pusteln, Papeln oder Vereiterungen loszuwerden. Das kann sogar bis zu Knochenvereiterungen mit Sequesterbildung und dessen Abstoßung führen.

(Sequester = abgestorbenes Knochenstück, das vom gesunden Gewebe rundum abgetrennt oder »demarkiert« ist.)

Versucht man nun, nur die Haut oder auch Schleimhaut zu behandeln, drückt man unter Umständen die Giftstoffe nach innen ins Zentrum des Körpers. Die Konsequenz ist, daß die Probleme immer mehr an Gewicht zunehmen. Ich hoffe, ich konnte mich mit diesem wichtigen Problem verständlich ausdrücken und möchte nun mit einem anderen Beispiel an die hormonelle Krankheit des Pferdes zu sprechen kommen.

Wie kann ein Autofahrer, der unter einer bestimmten Menge Alkohol steht, noch geradeaus fahren? Mit größter Wahrscheinlichkeit wird er sein Fahrzeug in Schlangenlinien steuern, wenn er es überhaupt noch kann.

So ähnlich ist es auch mit den Hormondrüsen. Angereichert mit Toxinen sind auch diese nicht mehr ganz handlungsfähig. Die Steue-

rung des Körpers klappt also nicht mehr so recht, der Hormonhaushalt gerät durcheinander. Die entsprechenden Organe werden durch zuviel oder zuwenig Hormone fehlgesteuert. Es kommt zu mehr oder weniger starken Stoffwechselveränderungen oder gar Stoffwechselentgleisungen.
Nun zur Therapie! Vier Punkte erscheinen mir hier notwendig erwähnt zu werden.

1. **Sofortige Einstellung jeglicher allopathischer Medikationen!**

2. **Das entsprechende homöopathische Mittel** des betreffenden Miasmas geben. Hier wäre die Psora vorrangig zu beachten.
Da das Pferd zu viele Toxine (Giftstoffe) besitzt, also Giftblockaden hat, ist es nötig, diese zu durchbrechen und eine sogenannte Kanalisation durchzuführen.

3. **Entgiftung!** Die Gifte müssen zur Ausscheidung gebracht werden.

4. **Fütterung!**

Als erstes Mittel wäre hier Sulfur D_{30} als Dilution (Verdünnung) zu empfehlen, ca. 20 Tropfen, oder als Gabe von 20 Globuli.
Man könnte sicher auch mit 10 Tropfen oder 10 Globuli das gleiche Resultat erreichen, denn in der Homöopathie kommt es weniger auf die Masse an als auf die richtige Potenz. Ich lasse aber die Reaktion bei so viel Schmutz im Körper lieber etwas kräftiger als zu unterschwellig sein. Ein Pferd ist groß und verkraftet dies, ohne Schaden zu nehmen.
Nun heißt es geduldig sein! Eine Woche lang bekommt das Pferd keine Medikamente. Es ist nun möglich, daß der Hautausschlag deutlicher zum Vorschein kommt, der Husten sich ebenfalls verstärkt und sogar Schleim abgehustet werden kann.
Wenn dies eintreten sollte, haben wir gewonnen. Tritt diese Reaktion nicht ein, sondern der Zustand bessert sich ohne die Verschlimmerungsphase, ist es auch gut. Tut sich aber gar nichts, ist es möglich, daß die Potenz nicht stimmt.
2. Aufgrund der großen Giftblockade ist die sichtbare Wirkung des Heilmittels noch nicht durchschlagend genug. In diesem Falle würde ich die Dosierung verdoppeln. Das scheint den homöopathischen Grundsätzen zu widersprechen, manchmal erscheint es mir aber notwendig, mit Fingerspitzengefühl aus der Reihe zu tanzen.
Die 3. Möglichkeit wäre, daß das Mittel falsch gewählt wurde, was ich aber nicht glaube, da sich bei solchen außerordentlichen Belastungen Sulfur in der Potenz D_{30} bewährt hat. Gehen wir vorsichts-

halber einmal davon aus, daß sich die Probleme verschlimmern. Jetzt heißt es: nicht verzagen! Genau das wollten wir, denn wir brauchen eine Reaktion — Verschlimmerung oder sofortige Besserung! Die Heilung kann nur **von innen nach außen** erfolgen, nicht umgekehrt! Dieses muß Ihr Denkprinzip sein und bleiben!

Wenn wir von innen nach außen behandeln, bedeutet dies zwangsläufig, daß der Körper anfängt, seine Organe zu **entlasten**, zu **entgiften.** Tut er das, muß er ja logischerweise irgendwohin mit den Giftstoffen, und das geht über die Nieren in Form von Urin, über den Darm, über die Lunge in Form von Gasaustausch und natürlich in einem ganz großen Prozentsatz über die Haut. Denken Sie nur an die vielen Liter Schweiß, die über die Haut zur Verdunstung gebracht werden. Dies alles bedeutet, Toxine werden in die Peripherie (nach außen) abgegeben.

Folgerichtig können sicht- und hörbare Symptome zunächst verstärkt auftreten. Also kann der Hautausschlag sich verstärken, der Husten kann häufiger auftreten. Wenn das alles geschieht, wissen wir, wir sind auf dem richtigen Weg. Selbstverständlich dürfen die anfänglichen Verschlimmerungen nur durch homöopathische Therapie erfolgen, um einen Heilungsbeginn zu erkennen. Wie lange der Heilungsprozeß nun dauert, hängt u.a. von der toxischen Belastung des Körpers ab. Er kann sich über Wochen hinziehen, aber auch schnell erfolgen. Wenn die Erstverschlimmerung nachläßt und keine weiteren sichtbaren (auf der Haut) oder hörbaren (Husten) Verbesserungen eintreten, so wird ein neuer Reiz gesetzt. Jetzt sollte man in der Auflistung der hömöopathischen Mittel das möglichst treffende, d.h. der momentanen Symptomatik ähnlichstes Mittel heraussuchen und zunächst in der Potenz D_6 arbeiten, wenn diese Potenz nichts Positives bringt, die D_8 oder D_{12} zum Einsatz bringen. Wenn auch hier die Verbesserungen zu zaghaft sind, geht man auf Hochpotenz D_{30} oder gar die D_{200}. Verändert sich die Symptomatik, muß auch jeweils das homöopathische Mittel der neuen Symptomenlage angepaßt werden. Wieviel Tropfen oder Globuli bei jeweiliger Potenz benutzt werden können, entnehmen Sie bitte aus der Rubrik »Dosierungen«. Die veränderte Symptomenlage würde z.B. vorhanden sein, wenn der Auswurf, sprich Schleim, nicht mehr grün oder gelb, sondern hell, durchsichtig ist, oder nicht mehr zäh, sondern wässerig ausgeschieden wird. Ferner ist das Verhalten des Pferdes von Interesse. Ist das Pferd teilnahmslos und konditionsschwach, hat es abends oder morgens Verschlimmerungen oder gar den ganzen Tag über Probleme, ist es lichtempfindlich, frißt schlecht usw. All diese Punkte, alles,

was Ihnen als nicht normal an Ihrem Pferd auffällt, kann wichtig für das richtige homöopathische Mittel sein.
Wenn Sie unsicher werden und nicht mehr weiterwissen, sollten Sie einen homöopathischen Tierarzt aufsuchen.
In dem vorliegenden Buch habe ich versucht, die bekanntesten in Frage kommenden homöopathischen Mittel möglichst genau aufzuzeigen. Ich finde jedoch, das Problem der Bronchitis für Pferde, so wie wir das in Deutschland ja vielfach haben, in einem speziell darauf abgestimmten Buch zusammengefaßt aufzuzeigen besser, als in vielen einzelnen Büchern.
So wie sich die Symptome jetzt verändern und abbauen, wird weiter therapiert. Beachten Sie dabei auch, ob das Pferd munterer wird und nicht nur teilnahmslos herumsteht, oder ob das Fell schöner aussieht, etwas mehr Glanz bekommt, oder ob die Augen mehr Leben erhalten und nicht mehr glanzlos und traurig oder teilnahmslos dreinblicken. An diesen Dingen können Sie auch eine Besserung erkennen!

Als 4. therapeutischen Punkt führte ich die Fütterung an. Es ist ganz wichtig, daß ein Pferd, wie auch alle anderen Tiere, nicht überfüttert wird. **Nicht zuviel Eiweiß!** Es muß der Belastung, also dem Verbrauch durch Arbeit angepaßt werden. Achten Sie bitte bei Preßfutter auf den Eiweißgehalt, der auf der Verpackung aufgedruckt steht. Junggras enthält sehr viel Eiweiß. Auch das Pferd von Frau D.L. wurde mit Eiweiß überschüttet.
Aus der Fütterung von Hafer, Kleie, Rübenschnitzeln oder Maissilage, frischem Gras im Sommer, Heu im Winter, Vitaminen und vielen, vielen Äpfeln, Möhren und Birnen und weniger Brot — so die Verfasserin des Briefes — läßt sich bereits eine Eiweißüberfütterung erkennen. Sie hat es schon etwas zu gut gemeint mit ihrem Pferd — wie es die meisten Pferdebesitzer tun. Ich denke dabei an die ganzen Leckereien, die zuckerhaltig sind, bis hin zum Würfelzucker an sich. Das gesunde Pferd frißt eben alles, was in seinen Freßbereich Pflanzen und Zucker fällt, mit kleinen Ausnahmen. Für den süßen Zucker ist die Vorliebe recht groß und darf nicht gefördert werden. Süßigkeiten mindern die Sehkraft, außerdem ist Zucker ein negatives, im Yin-Bereich liegendes Element. (Siehe auch hier mein Buch Kapitel »Akupunktur«, in dem der Yang- und Yin-Bereich beschrieben ist). Zucker entzieht dem Körper Energie — das bedeutet Leistungsverminderung. Bei einem kranken Pferd darf die Energie erst recht nicht entzogen werden! Auf einem Lehrgang der Firma Hans Brüggemann in Gauting, Starnberger See (Institut für Diagnose- und Therapieverfahren im ultrafeinen Energiebereich) testeten wir Würfelzucker, in

Papier eingepackt und vom Menschen in der Hand gehalten. Der Zeigerabfall am Anzeigegerät war total — auf fast Null.
Wir tauschten den Würfelzucker gegen Knoblauch aus. Die Anzeige war umgekehrt. Also liegt der Knoblauch im Yang-Bereich, ist also ein starker Energiezuführer. Das gleiche gilt für echten Bienenhonig (Yang) sowie Akaziensirup. Grundsätzlich gehört dies zwar nicht hierher, ist aber so wichtig, daß es nicht unerwähnt bleiben sollte.
Da Hafer viel Eiweiß enthält, muß die Fütterung begrenzt werden. Kleie in Maßen, mit immer wieder einzulegenden Futterpausen (Darmverkleisterung!), und natürlich nur angefeuchtet. Rübenschnitzel (Dickrüben) sind gut. (Trockenschnitzel gut einweichen und quellen lassen, sonst droht Schlundverstopfung!) Sie treiben auch die Nierentätigkeit an. Maissilage kann man füttern, jedoch ebenfalls mit Fingerspitzengefühl, da Mais ebenfalls stark eiweißhaltig ist. Es ist nicht ratsam, Hafer und Maissilage am gleichen Tag zu füttern. Auch Preßfutter und Heu sind stark eiweißhaltig.

Mehrere eiweißhaltige Futterarten zusammen verabreicht, bedeuten natürlich eine einwandfreie Überfütterung des Pferdes. Bei Hochleistungspferden ist das etwas ganz anderes. Aber auch hier muß die Leistung (Verbrauch durch Arbeit) im gesunden Verhältnis zum zugeführten Eiweiß stehen.
Zusätzliche Vitamine sind in diesem Falle nicht ausschlaggebend. Das Pferd von Frau D.L. erhält Lebertran, in dem zwar nicht alle Vitamine enthalten sind, aber die Vitamine A und D aus sowie die Vitamine C und E. Lebertran ist ein hervorragendes Mittel für Bindegewebe- und Knochenaufbau. Es ist also auch für Jungpferde und für die Rekonvaleszenz bestens geeignet.

Dieses Pferd der Briefschreiberin hat Probleme mit Knochen und Bindegewebe (auch für das Immunsystem mitverantwortlich). Somit ist Lebertran ein gutes Mittel. Bei den Äpfeln sollte man ebenfalls Maß halten und auf Birnen ganz verzichten. Sie entwässern zwar stark, gleichzeitig können sie aber auch Koliken produzieren.
Zum Aufbau des Immunsystems (körpereigenes Abwehrsystem) eignet sich Echinacea Ø, enthalten z.B. in Echinatruw.
Dies ist eine Konzentration von Echinacea der Fa. Truw. Von anderen Firmen wird ähnliches hergestellt. 3 x täglich 60 Tropfen würden hier schon ganz ordentlich am körpereigenen Abwehrsystem rütteln! 2 bis 3 Flaschen mit je 100 ml sehe ich bei dem Zustand des Pferdes als angebracht.
Ca. 10 Tropfen ergeben 0,5 ml = 1/2 ccm = 5 Einheitsstriche auf der Einmalspritze.

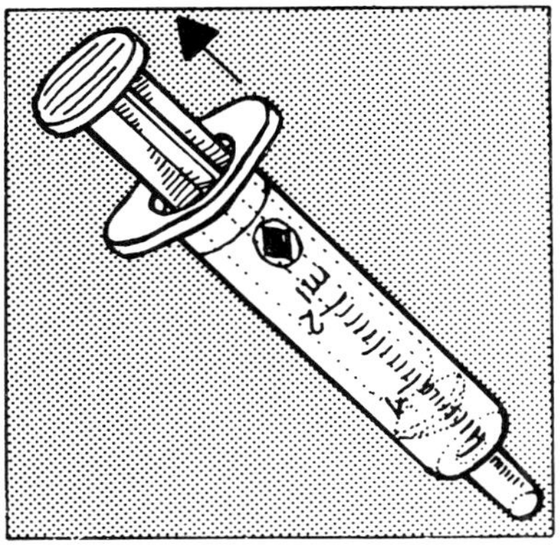

Den Stöpsel einer 2 ml Injektionsspritze zieht man ganz heraus.

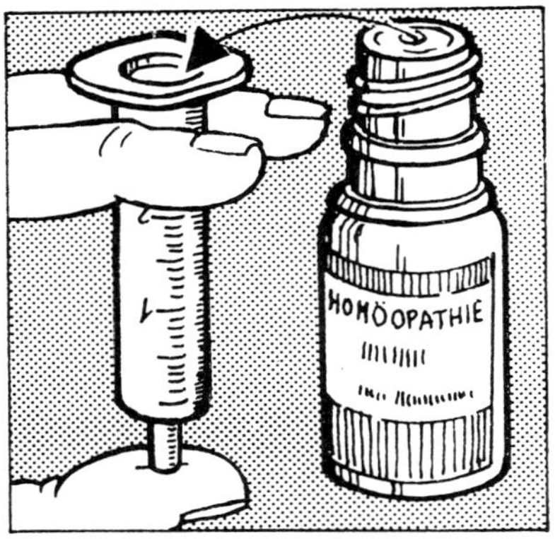

Die Öffnung der Spritze zeigt nach unten — gehalten wird die Spritze zwischen Zeigefinger und Mittelfinger, so daß die Schrift gelesen werden kann. Beim Einfüllen der Tropfen muß die Menge ablesbar sein.

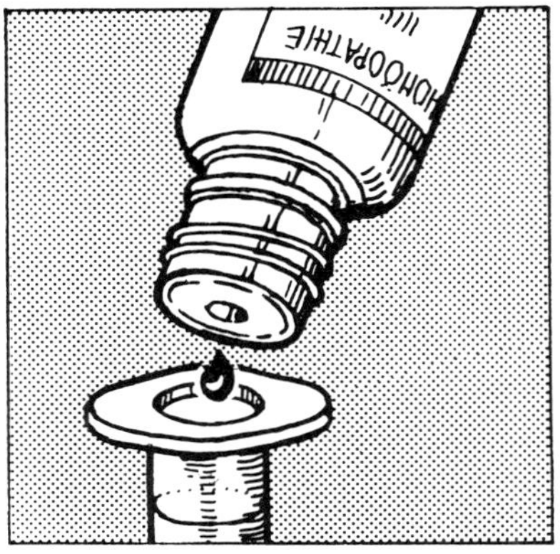

Das Einfüllen

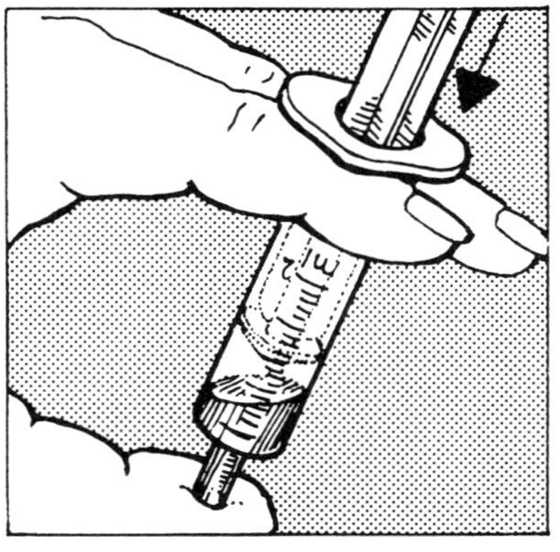

Der Stöpsel wird nun wieder so weit in die Spritze eingeführt, bis ein leichter Widerstand entsteht. Nun dreht man die Spritze um 180 Grad (Spritzenöffnung nach oben), zieht den Kolben etwas zurück und nimmt den Daumen weg.

Die Medizin wird seitlich zwischen den Lippen ins Pferdemaul hineingeschoben, hier ist die Zahnlücke.

Krankheiten

Husten

Husten hat verschiedene Ursachen. Eine Hauptursache allerdings ist der Grippe- oder Influenzavirus. Der Husten ist eine ansteckende, jedoch in der Regel leicht zu behandelnde Erkrankung.
Das Influenzavirus entzündet die Innenwände der Bronchiolen (kleine Luftbläschen der Lunge). Es kommt zu leichtem Fieber im Anfangsstadium, das meist schnell wieder verschwindet. Aus der Nase kann ein meist wässeriges helles Sekret (Flüssigkeit) laufen. Dies ist aber nicht unbedingt immer der Fall. Der Husten ist trocken, von rauher Natur, schmerzt und bereitet dem Pferd Unbehagen. Dauer des Hustens: ca. zwei Wochen.
Vorbeugend kann man das Pferd gegen diesen Influenzavirus der Gruppe A impfen lassen. Jedoch rate ich von einer Impfung ab, sobald im Stall ein Pferd mit Husten steht. Begründung: Wie bei allen ansteckenden Krankheiten gibt es auch bei Husten eine Inkubationszeit (das ist die Zeit zwischen dem Eindringen des Erregers in den Körper und dem Ausbruch der Infektionskrankheit). Das bedeutet im praktischen Sinne, daß sich das Pferd bereits angesteckt haben kann und Sie es noch nicht wissen, da es ja noch nicht hustet. Wenn Sie jetzt impfen lassen, nutzt erstens die Impfung nichts und zweitens kann der Husten verstärkt werden. So ist es besser, das Immunsystem des Pferdes aufzubauen. Dazu gibt es mehrere Möglichkeiten.

1. Sie können Echinacea Ø täglich 50 - 60 Tropfen geben.
2. Täglich 10 Gramm Vit. C.
3. Kneipp'sche Güsse durchführen (siehe mein Hauptbuch Naturheilkunde, Bewährte Behandlungsmethoden bei Pferdekrankheiten) Kneipp'sche Güsse würde ich sowieso über längere Zeit durchführen, weil Sie damit ein einfaches, aber hervorragendes Mittel in der Hand haben, das Pferd generell abzuhärten.

Therapie:

Es gibt zwei Behandlungsmöglichkeiten:

1. Die Antibiotikatherapie
2. **Homöopathie**

Wie wir von den Miasmen her wissen, ist die Antibiotikatherapie abzulehnen.
Sie beseitigt das Symptom, ohne zu kurieren. Das Immunsystem wird nicht aktiviert, sondern in seiner Arbeit unterdrückt. Es kommt häufig zur Reinfektion (Wiederholung des Infektes und Vertiefung des Problems).

Antibiotika sollte man wirklich nur dort einsetzen, wo es zwingend angezeigt ist. Ich meine, bei den Atemwegserkrankungen kann auf Antibiotika verzichtet werden, da die Homöopathie so viele Möglichkeiten bietet, daß selbst eine Lungenentzündung damit in den Griff zu bekommen ist und geheilt werden kann. Mit Homöopathie wird das Immunsystem aktiviert, und das Problem wird von der Wurzel aus angegangen, da die gesamten Regulationsmechanismen aktiviert werden. Es besteht die Wahrscheinlichkeit, daß die Gesundung etwas länger dauert, dafür kann man bei richtiger homöopathischer Behandlung fast garantieren, daß der Patient ganz gesund wird, das Immunsystem gut arbeitet, kein Reinfekt entsteht und keine Nebenwirkungen auftreten, also auch keine Allergien zu befürchten sind.

Welche homöopathischen Mittel kommen bei Husten in Frage? Hier muß ich etwas kürzen, denn es gibt ca. 100 verschiedene Mittel. Dazu müßten sie zuviel Einzelheiten und Kleinigkeiten wissen. Ich werde Ihnen nur die wichtigsten, die am häufigsten gefragten homöopathischen Mittel angeben und zur Vereinfachung in Rubriken geordnet:

Morgens: Agar. musc., Alum., Antim. crud., Arsen. alb., Arsen. jod., Bellad., Bryon. Dulcam., Cal., Calc. phosph., Calc. sulf., Carb. anim., Carb. veget., Caustic., Chelidon., Chinin. arsen., Cocc. cact., Cupr. arsen., Dros. rotund., Euphras. Ferr., Graphit., Hep. sulf. calc., Jod, Kal. arsenic., Kal. bichrom., Kal. carb., Kal. sulf. Led. pal., Lycopod., Magnes. sulf., Merc., Mosch., Natr. mur., Nux. vom., Phosph., Psorin., Pulsat. nigr. Rhus. tox., Rum. crisp., Sepia, Silic., Stann. met., Sulf., Thuj., Zinc.

Tagsüber:	Agar. musc., Ammon. carb., Arg. met., Arnic., Bellad., Bryon., Calc., Cupr. arsen., Euphras., Kal. carb. Laches., Lycopod., Natr. sulf., Nux. vom., Phosph., Spong. tost., Staphys., Sulf., Thuj., Zinc. met.
Abends:	Allium. Cep., Ambr., Arsen. alb., Arsen. jod., Bellad., Brom., Calc., Capsic. ann., Carb. veget., Caustic., Chinin. arsen., Dros. rotund., Eupator. perfol., Ferr., Hep. sulf. calc., Ignat., Kal. carb., Kal. sulf., Lycopod., Magnes. mur., Merc., Natr. mur., Nitr. acid., Petrol., Phosph., Psorin., Pulsat. nigr., Sanguin. can., Senec. aur., Sepia, Stann. met., Sulf., Thuj., Verbasc.
Anfallweise:	Agar., Ambr., Arn., Ars., Bell., Calc. Carb. v., Carb. s., Caust., Chel., Chin., Cina, Cocc. c., Cupr., Dros., Euphr., Hep., Hyos., Ipec., Kal. bromat., Kal. carb., Kal. chlorat., Kal. phosph., Kreos., Magnes. carb., Magnes. mur., Mephit. put., Nux. vom., Phosph. Psorin., Puls., Rum., Crisp., Seneg., Sepia, Spong., Stann. met., Sulf., Tarant., Veratr.,
Morgens früh:	Agar., Antim. crud., Nux. vom., Rum. crisp.
Vormittags:	Agar., Sepia.
Nachmittags:	Agar., Bellad., Chelidon.
Abends:	Bellad., Carb. veget., Cocc. cact., Hep. sulf. calc., Nux. vom., Phosph., Sepia.
Abends bis 24.00 Uhr:	Hep. sulf. calc., Pulsat. nigr., Rum., Spong. tost., Sulf.

Zeiten:

1.00 Uhr:	Cocc. cact.
2.00 Uhr:	Coccul. ind., Dros. rotund., Kal. carb.,
3.00 Uhr:	Kal. nitr.
4.00 Uhr:	Niccol., Acid. nitr., Anacard. occ.
5.00 Uhr:	Kal. carb., Antim. crud.
5.00 - 6.00 Uhr:	Kal. jodat.
6.00 Uhr:	Alum., Cedron, Cocc. cact.
7.00 Uhr:	Cocc. cact., Silic.
8.00 Uhr:	Ol. anim., Silic.

Zum Aussehen des Sputums

Wie Stärke:	Agar. musc., Arg. met., Bar. carb., Phytol. dec., Selen.
Wie Seife:	Arg. nitr., Acid. phosph.

Konsistenz:

Dick:	Aconit., Agar. musc., Alum. chrom., Antim. tartar., Arg. met., Arg. nitr., Arsenic. alb., Bryon., Cact. grand., Calc. carb., Calc. sulf., Carb. anim., Caustic., Cist. canad., Cocc. cact., Cyclam. eur., Dulcam., Ferr. acet., Ferr. arsen., Ferr. jod., Ferr. phosph., Hep. sulf. calc., Hydrast. can., Ipe cac., Kal. bichrom., Kal. chlorat., Kal. phosph., Kreos., Lac. canin., Lycopod., Magnes. mur., Merc. jod. rub., Phosph., Pulsat. nigr., Pyrogen., Sanguin. can., Senec. aur., Seneg. Sepia, Silic., Stann. met., Stann. jodat., Stramon., Sulf., Syphilin., Tarant. cub., Thuj. occ., Tuberculin. (Alt — Tuberculin, Tuberculinserum Mamoreck, Bacillin Burnett), Zinc.

Dünn:	Allium Cepa, Ammon. carb., Antim. crud., Bryon., Cupr. acet., Cupr. met., Cupr. sulf., Ferr. met., Ferr. phosph., Kal. nitr., Magnes. carb.
Klebrig:	Aconit., Agar. musc., Allium. Cep., Alum. chrom., Ambr., Ammon. brom., Antim. tatar., Arg. met., Arg. nitr., Arsen. alb., Arsen. jod., Badiag., Bar. carb., Bovist., Bryon., Cact. grand., Calc. Calc. sulf., Carb. veget., Carb. sulf., Caustic., Chamon., Chin. arsen., Cimic. rac., Cocc. cact., Cupr. met., Cupr. acet., Dulcam., Euphr., Ferr. met., Ferr. phosph., Ferr. jodat., Graphit., Hep. sulf. calc., Hydrast. can., Jod, Kal. arsen., Kal. bichrom., Kal. carb., Kal. phosph., Kal. sulf., Kreos., Lac. canin., Lycopod., Magnes. carb., Magnes. mur., Merc., Merc. cyanat., Merc. sulf., Mezer., Natr. arsen., Natr. carb., Natr. phosph., Nux vom., Oleand., Paeon., Pareir. Phosph., Phytol. dec., Psorin., Pulsat. nigr., Pyrogen., Rhus. tox., Rum. crisp., Sabadill., Sabin., Sambuc. nigr., Sanguin. can., Seneg., Sepia, Silic., Spong. tost., Stann. jod., Stann. met., Staphys., Sulf., Thuj., Zinc.
Wie Faden:	Aescul. glabra, Aescul. hippoc., Agari musc., Alum. chrom., Argent. met., Arsen. jod., Calc. sulf., Caustic., Chin. sulf., Cimic. rac. Cocc. cact., Ferr., Kal. bichrom., Laches., Lobel. infl., Merc., Phosph., Seneg., Stict. pulm.
Wässerig:	Aconit., Agar. musc., Ammon. carb., Arg. met., Arsen. alb., Bellad., Carb. veget., China, Euphras., Ferr., Graphit., Kal. sulf., Laches., Magnes. carb., Magnes. mur., Merc., Mezer., Natr. carb., Nux. vom., Phosph., Pulsat. nigr., Scilla, Sepia, Stann. jod., Stann. met., Sulf., Thuj.
Zäh:	Aescul. glabra., Aescul. hippoc., Aconit., Allium. Cep., Alum. chrom., Ambr., Antim. crud., Antim. tartar., Arsen. alb., Arsen. jod., Bellad., Bryon., Calc., Canthar.,

Carb. anim., Carb. veget., Caustic., Cist. canad., Coccul. ind., Cocc. cact., Cupr. met., Dulcam., Euphras., Hep. sulf. calc., Iris. vers., Jod., Kal. bichrom., Kal. carb., Lac. can., Magnes. carb., Merc. jod. rub., Mezer., Nux. vom., Petrol., Phosph., Phytol. dec., Pulsat. nigr., Rum. crisp., Sambuc. nigr. Sanguin. can., Scilla, Seneg., Sepia, Silic., Spong., Stann. jod., Stann. met., Staphys., Tarant. cub., Tarant. hisp., Thuj., Zinc.

Wetter:

Verschlimmerung durch feuchtes Wetter: Bar. carb., Calc., carb. veget., Dulcam., Jod, Laches., Mangan., Natr. sulf., Phytol. dec., Rhus. tox., Spong. tost., Silic., Sulf.

Vor Gewitter: Phosph., Silic.

Bei heißem Wetter: Laches.

Nebel: Sepia

Schneefall, wenn Pferde bei Schnee im Freien waren: Sepia

Sonne: Antim. tartar.

Vor Sturm: Phosph.

Bei stürmischem Wind: Magnes. mur., Phosph., Rhodod., Sepia. Silic., Sulf.

Bei Wetterwechsel: Dulcam., Laches., Phosph., Rum. crisp., Silic., Spong. tost.

Im Wind: Aconit., Coca., Cupr. arsen., Euphras., Hep. sulf., calc., Lycopod., Spong. tost., Stramon.

Wind, speziell Nord: Aconit., Chamom., Cupr. met., Hep. sulf. calc., Sepia, Spong. tost.

Wind, speziell Ost: Aconit., Chamom., Cupr. met., Hep. sulf. calc., Sambuc nigr., Sepia, Spong. tost.

Speziell Seewind: Cupr. met. Capsicum, Magnes. mur.

Wind, speziell Süd: Euphras.

Luft:

Stehende, eingeschlossene Luft verschlechtert: Brom., Natr. arsen.

Box feucht verschlechtert: Bryon.

Feuchtkalt: Antim. tartar., Bar. carb., Calc., Carb. veget., Cina, Cupr. met., Dulcam., Jod, La-

	ches., Merc., Nitr. acid., Nux. mosch., Phytol. dec., Rhus tox., Silicea. Sulf., Zinc.
Im Freien schlechter:	Aconit., Arsen. alb., Bryon., Calc., Carb. veget., Cina, Coffee, Cyclam. eur., Euphras., Ferr., Ferr. arsen., Hep. sulf. calc., Ipecac., Kal. nitr., Laches., Lycopod., Magnes. mur., Nux. vom., Phosph., Rhus tox., Rum crisp., Seneg., Spigel., Staphys., Stramon., Sulf.
Kalte Luft verschlechtert:	Aconit., All. Cep., Arsen. alb., Arsen. jodat., Badiag., Bar. carb., Brom., Calc., Caustic., Cist. canad., Cupr. arsen., Cupr. met., Ferr., Hep. sulf. calc., Hyoscyam, nigr., Ipecac., Kal. arsen., Kal. bichrom., Kal. jod., Kal. nitr., Laches., Lycopod., Nux. vom., Phosph., Phytol. dec., Rhus. tox., Rum. crisp., Seneg., Sepia, Silic., Spigel., Sulf., Sulf. acidum, Veratr. vir.
Luftzug verschlechtert:	Aconit, Calc., Caustic., China, Sepia.
Nachtluft verschlechtert:	Calc. phosph., Hep. sulf. calc., Merc., Phosph., Spigel. Sulf.
Seewind verschlechtert:	Cupr., Magnes. mur.
Trockene Luft verschlechtert:	Caustic. Sepia.
trockene Luft und kalt:	Aconit. Chamon., Hep. sulf. calc., Nux. mosch., Phosph., Rum. crisp., Sambuc. nigr., Spong. tost.
Verbesserung im Freien:	All. Cep., Antim. crud., Apis, Arg. met., Bryon., Calc. sulf., Chelidon., Cocc. cact., Cyclam. eur., Dros. rotund., Dulcam., Jod, Kal. sulf., Magnes. phosph., Natr. sulf., Pusat. nigr., Pyrogen., Sulf.
kalte Luft bessert:	Calc. sulf., Cocc. cact., Kal. sulf.
9.00 Uhr:	Sepia, Tarant. cub., Staphys.
10.00 Uhr:	Cocc. cact., Natr. mur.
11.00 Uhr:	Natr. mur., Laches.
13.00 Uhr:	Natr. sulf., Hep. sulf. calc.
14.00 Uhr:	Dioscor. vill., Ol. anim., Coca.
15.00 Uhr:	Hep. sulf. calc., Calc. fluor., Lycopod.
16.00 Uhr:	Calc. fluor., Chelidon., Coca, Kal. bichrom.
17.00 Uhr:	Cupr. met., Mangan., Lycopod., Nat. mur.

18.00 Uhr:	Ammon. mur. (= chlorat), Chelidon., Natr. mur., Rhus. tox., Ol. anim.
19.00 Uhr:	Bryon., Ipecac., Hyperic. perf.
20.00 Uhr:	Coca, Dioscor. vill., Natr. mur., Sepia.
21.00 Uhr:	Apis, Dioscor. vill., Lycopod., Silic.
22.00 Uhr:	Antim. tartar., Bellad., Cupr. met., Dioscor. vill.
23.00 Uhr:	Antim. tartar., Bellad., Hep. sulf. calc., Rum. crisp.
um Mitternacht:	Chamon., Carb. veget., Cocc. cact. (23.30 Uhr), Lycopod., Phosph., Stann. met. Sulf.

Auswurf:

Morgens:	Agar. musc., Ammon. carb., Antim. crud., Bryon., Calc. carb., Carb. veget., Caustic., Dulcam., Euphras., Ferr., Ferr. phosph., Hep. sulf. calc., Phosph., Pulsat. nigr., Rhus. tox., Sepia., Silic., Stann. met., Sulf.
Tagsüber:	Arsen. alb., Bellad., Calc. carb., Caustic., Chamon., Con. mac., Graphit., Hep. sulf. calc., Hyoscyam. nig., Lycopod., Mangan., Merc., Nux. vom., Pulsat. nigr., Sabadill., Silic., Stann. met., Sulf.
Abends:	Arg. met., Arnic., Bellad., Caustic., Cina, Graphit., Lycopod., Nux. mosch.
Nachts:	Aconit., Agar. musc., Ambr., Ammon. brom., Ammon. carb., Ammon. mur., Anarcard. or., Antim. tartar., Apis, Arg. nitr., Arsen. alb., Arsen. jod., Aur., Aur. met., Aur. sulf., Bar. carb., Bar. met., Bellad., Bryon. Cact. grand., Calc., Calc. sulf., Carb. anim., Carb. veget., Carb. sulf., Caustic., Chamom., Chelidon., Cina., Cimic. rac., Coccul. ind., Cocc. cact., Colchic. aut., Colocynth., Con. mac., Crot. tigl., Cupr. acet., Cupr. met., Cyclam. eur., Dros. rotund., Dulcam., Eupator. perfol., Ferr., Ferr. arsen., Ferr. phosph., Gelsem. semp. Graphit., Hep. sulf. calc., Hyoscyam. nig., Ipecac., Kal. arsen., Kreos., Laches., Led. nal., Lycopod., Magnes. carb. Magnes. mur., Magnes.

phosph., Magnes. sulf., Merc., Mezer., Natr. arsen., Natr. carb., Natr. mur., Natr. phosph., Natr. sulf., Nux. vom., Petrol., Phosph., Phytol. dec., Psorin., Pulsat. nigr., Rhus. tox., Rum. crisp., Sabadill., Sambuc. nigr., Sanguinar., Seneg., Sepia, Silic., Spigel., Spong. tost., Stann. jod., Stann. met., Staphys., Stict. pulm. Sulf., Syphilin., Tarant., Thuj. occ., Zinc.

(Siehe Arzneimittelregister Seite 124)

Zum Aussehen des Auswurfes

Wie Flocken:	Phosph.
Wie Gelatine:	Alum. chrom., Arg. met., Arg. nitr., Ferr., Sambuc. nigr., Silicea.
Glasig, durchsichtig:	Natr. mur., Natr. sulf., Phosph., Seneg.
Trüb, milchig:	Arsen. alb., Kal. mur. (chloratum), Sepia, Silic., Sulf.
Wie Schaum:	Aconit., Apis mell., Arnic., Arsenic. alb., Ferr., Kal. jodat., Phosph., Pulsat. nigr.
Wie Seifenwasser:	Kal. jodat., Kal. Phosph.
Weiß:	Aconit. Agar. musc., Alum. chrom., Apis, Arg. met., Arsen. alb., Calc., Carb. veget., Caustic., Kal. bichrom., Kal. chlor. (muriaticum), Kreos., Lycopod., Natr. mur., Phosph., Pulsat. nigr., Sepia, Spong. tost., Stann. met., Sulf.
Grau:	Ambr., Arg. met., Arsen. alb., Calc. carb., Cina, Kal. bichrom., Kreos., Lycopod., Nux. vom., Phosph., Sepia, Stann. met., Thuj. occ.

Gelb:	Aconit., Ammon. mur. (chloratum), Arg. nitr., Arsen. alb., Arsen. jod., Bryon., Calc., Calc. phosph., Carb. veget., Dros. rotund., Ferr. phosph., Hep. sulf. calc., Hydrast. can., Kal. bichrom., Kal. carb., Kal. chlor. (muriaticum), Kal. phosph., Kal. sulf., Kreos., Lycopod., Merc., Phosph., Pulsat. nigr., Sepia, Silic., Spong. tost., Stann. met., Sulf., Thuj., Tuberculin.
Grün:	Arg. met., Arsen. alb., Calc., Calc. sulf., Carb. anim., Carb. veget., Colocynth., Dulcam., Ferr., Kal. bichrom., Kal. jodat., Kal. sulf., Lycopod., Merc., Nat. sulf., Petrol., Phosph., Psorin., Pulsat. nigr., Sepia, Stann. met., Sulf., Tuberculin.
Braun:	Phosph.
Dunkel:	Arsen. alb., Carb. anim.
Dunkel/schwärzlich:	Elaps. corall., Kal. bichrom., Nux. vom.
Löst sich leicht:	Arg. met., Pulsat. nigr., Stann. met., Staphis., Ipecac.
Schwer:	Allium Cep., Arnic., Arsen. alb., Apis, Bryon., Calc., Caustic., Chelidon., Cocc. cact., Cupr. acet., Dulcam., Ferr., Hep. sulf. calc., Ipecac., Jod, Laches., Kal. bichrom., Phosph., Pulsat. nigr., Seneg., Sulf.
Menge:	
Wenig:	Aconit., Alum. chrom., Apis mell., Arsen. alb., Arsen. jod., Arsen. sulf. flav., Calc. sulf., Cupr. arsen., Ferr., Ferr. phosph., Kal. bichrom., Laches., Lycopod., Phosph., Phytol. dec., Pulsat. nigr., Rum. crisp., Sanguin. can., Sepia. Silic., Spong. tost., Stann. jod., Stann. met., Stict. pulm., Tarant. cub., Tarant. hisp.
Viel:	Alum. chrom., Arsen. alb., Antim. tartar., Arsen. alb., Bar. carb. (bei alten Pferden), Calc., Calc. sulf., Caustic. Chelidon., Cocc. cact., Dros. rotund., Dulcam., Euphras. (immer ein Maul voll), Ferr., Ferr. jod., Ferr. phosph., Hep. sulf. calc., Jod, Kal. carb. (im warmen Stall, Kal.

	bichrom., Kal. carb., Kal. jod., Lycopod., Merc. jod., Phosph., Phosph. acid., Psorin., Pulsat. nigr., Rum. crisp., Sepia, Silic., Stann. met., Sulf., Thuj.
Art des Hustens:	
Bellend:	Bellad., Hep. sulf. calc., Spong. tost.
Kratzend:	Spong. tost.
Pfeifend:	Arsen. alb., Carb. veget., Hep. sulf. calc., Kal. bichrom., Kreos., Laurocer., Lycopod., Spong. tost.
Rasselnd:	Antim. tartar., Arg. met., Arg. nitr., Bar. carb., Bellad., Bryon., Calc., Calc. sulf., Carb. anim., Carb. veget., Caustic., Chelidon., Ferr., Hep. sulf. calc., Hydrast. can., Ipecac., Jod, Kal. bichrom., Kal. mur., Kal. sulf., Laches., Lycopod., Merc., Natr. mur., Natr. sulf., Nux. vom., Phosph., Pulsat. nigr., Sanguin. can., Sepia, Silic., Sulf.
Spastisch, verkrampft:	Agar. musc., Allium Cep., Ambr., Arg. nitr., Arsen. alb., Bellad., Bryon., Calc., Carb. anim., Carb. veget., Caustic., Chelidon., China, Cina, Coccul. ind., Cocc. cact., Cupr. acet., Dros. rotund., Dulcam., Ferr., Gelsem. semp., Hep. sulf. calc., Hyoscyam. nig., Ignat., Ipecac., Jod. Kal. bromat., Kal. carb., Kal. mur., Kreos., Led. pal., Magnes. mur., Merc., Natr. mur., Nux. vom., Phosph., Psorin., Pulsat. nigr., Rhus. tox., Rum. crisp., Sambuc. nigr., Sanguin. can., Sepia, Spong. tost., Stramonium, Sulf., Tarant. cub., Tarant. hisp., Thuj., Zinc.
Wie Trompete:	Verbas.
Zischend, wie das Sägen von Holz:	Antim. tartar., Caustic.
Pferde alt:	Ambr., Ipecac.
Pferde jung, erschreckt Morgens:	Kal. bromat.
Mit Blähungsabgang:	Sanguin. can.
Verschlimmerungen:	
Liegen verschlechtert:	Arsen. alb., Cocc. cact., Dros. rotund.,

	Hyoscyam. nigr., Pulsat. nigr., Sanguin. can.
Geringe Belastung verschlimmert:	Bellad., Jod, Kal. arsen., Phosph. Seneg.
Wasser kalt verschlimmert:	Caustic., Cupr. met., Phosph. Silic.
Fressen verschlimmert:	Agar. musc., Kal. bichrom., Nux. vom., Phosph., Spong. tost.
Reizstoffe verschlimmern:	Alum.
Trockener Husten bei Herzkrankheiten:	Spong. tost.
Temperaturwechsel vom warmen Stall in kalte freie Luft:	Aconit., Coffea, Kal. carb., Phosph. Seneg.
Temperaturwechsel von kalter freier Luft im warmen Stall:	Aconit., Bryon., Nat. carb., Phosph. Pulsat. nigr.
Im Winter wiederkehrende Verschlimmerungen:	Psorin.

(Siehe Arzneimittelregister Seite 124)

Wie funktioniert das nun mit dem Auffinden des richtigen Mittels! Bevor wir jetzt einen Fall konstruieren, möchte ich folgendes vorausschicken: Aufgeführt sind die erst- und zweitwichtigsten Mittel. Es gibt noch eine dritte Gruppe, sie liegt in ihrer Aussagekraft jedoch hinter den beiden erst- und zweitstärksten Aussagegruppen zurück. Ferner wurden alle Symptome wie Schmerzempfindung, Art des Schmerzes, Druckempfindungen oder andere psychische Empfindungen weggelassen.
Nehmen wir also folgenden Fall an: Sie kommen abends nach der Arbeit gegen 19.00 Uhr in den Stall und stellen während des Fütterns fest, daß das Pferd anfängt zu husten. Zunächst erscheint Ihnen das als nicht so schlimm, da es die ganze Zeit davor nicht gehustet hat. Es beruhigt sich auch wieder und frißt weiter, als wäre nichts. Am nächsten Tag, sie fahren wieder um die gleiche Zeit in den Stall. Sie satteln Ihr Pferd, führen es vom warmen Stall ins Freie, die Luft ist etwas kühler als im Stall. Das Pferd ist unruhig. Sie sitzen auf, um et-

was auszureiten. Doch nun geht das Theater los. Ein fürchterlicher Husten beginnt. Es bleibt Ihnen gar nichts anderes übrig als abzusteigen und sich das Gehuste anzuhören. Sie denken, das Pferd bringt sich bei dieser Hustenaktion schier um. Alles verkrampft sich und beim Einatmen hören Sie ein regelrechtes Rasseln. Sputum (Schleim) löst sich sehr wenig. Es ist kaum etwas zu sehen. Das bißchen, das Sie dann wirklich zu sehen bekommen, ist zäh und sieht leicht gelb aus. Manchmal sogar noch etwas weiß, aber schon in einer eitrigen Übergangsphase. Nachdem sich Ihr Pferd beruhigt hat, machen Sie kehrt und führen es in die ebenfalls wärmere Halle. Ein paar Runden im Schritt reiten, kann nichts schaden. Kaum sind Sie drin, geht das Getöse wieder los. Ein gleiches Bild wie zuvor spielt sich ab. Auch hier beruhigt sich Ihr Pferd wieder und da Sie der Meinung sind, daß sich Ihr Liebling noch etwas bewegen sollte, schließlich steht das Pferd den ganzen Tag in der Box, sitzen Sie auf und reiten drei bis vier Runden Schritt. Voller Freude stellen Sie fest: Das klappt ja doch. Kein Husten mehr, nichts! War wohl doch nicht so schlimm! Also verstärken Sie den Schritt, um dann in Trab überzugehen. Das ist jetzt eine Belastung, und schon haben Sie die Reaktion. Ihr Pferd hustet wieder und nicht weniger als zuvor. Tja, da bleibt Ihnen nur eines übrig. Sie warten, bis das Pferd ausgehustet hat und führen es am Zügel spazieren, um es dann abzusatteln und in seine Box zu bringen. Natürlich bekommt Ihr Pferd Futter und frisches kühles Wasser. Da wir einen konstruierten Fall haben, lassen wir das arme Pferd nicht zufrieden, und es hustet beim Fressen und beim Wassertrinken. Sie erkundigen sich beim Pfleger, ob ihr Pferd morgens und mittags beim Füttern auch so schlimm gehustet habe und erfahren, so schlimm wie am Abend war es nicht. Ein bißchen... nicht viel.

Wir stellen also fest: Primär hat das Pferd abends gehustet. Zwar morgens und mittags auch etwas, aber mehr am Abend. Wir vernachlässigen die Unwichtigkeit am Morgen und am Mittag, da es abends offensichtlich schlimmer war. Wir sehen also unter **»abends«** nach. Da es aber so viele Mittel gibt, suchen wir bei **»anfallweise abends«.** Dort finden wir Bellad., Carb. veget., Cocc. cact., Hep. sulf. calc., Nux. vom., Phosph., Sepia.
Eines dieser Mittel müßte also richtig sein und ist es auch. Suchen wir weiter in den Symptomen. Sie nehmen sich einen Zettel und notieren alle Symptome, die bei Ihrem Pferd als nicht normal oder üblich zu nennen sind.
An unserem Beispiel stellen wir folgende Symptome fest: Primär hat das Pferd abends gehustet. Zwar morgens und mittags auch etwas,

aber mehr am Abend. Wir haken zunächst den unwichtig gewordenen Morgen und Mittag ab, da es abends offensichtlich schlimmer war. Wir wissen auch, daß der Husten nicht ständig, sondern anfallweise auftrat, unter bestimmten Voraussetzungen also.

Suchen wir also weiter in den Symptomen.

Auffällig ist die Reaktion auf den **Temperaturwechsel vom warmen Stall in die etwas kühlere Luft im Freien.** Wir notieren die Mittel, die Gültigkeit bei Temperaturwechsel von warmer Luft in kalte Luft haben. Das sind: Aconit., Coffea, Kal. carb., Phosph. Seneg. Im umgekehrten Sinne ist es ebenso. Hier haben wir eine **Verschlimmerung von der kalten in die etwas wärmere Luft.** Wir halten fest: Aconit, Bryon, Nat. carb., Phosph., Pulsat. nigr.

Anschließend wollten wir reiten. Das ging im Schritt ohne Belastung auch recht gut. Doch dann bei der geringsten Belastung setzte der Husten wieder ein. Die Mittel unter **»geringe Belastung verschlimmert«** sind: Bellad., Jod, Kal. arsen., Phosph., Seneg.
Sie haben festgestellt, daß der Husten derart stark ist, daß sich bei dieser Aktion das Pferd sehr verkrampfte und ein leichtes Rasseln beim Einatmen ist Ihnen nicht entgangen. Es kommen wieder eine ganze Menge Mittel auf uns zu. Ein geübter Homöopath weiß inzwischen, daß unser gesuchtes Mittel Phosph. sein könnte, da dieses Mittel bei **Temperaturwechsel und bei der Belastung** zum Einsatz kommen kann, bei **Temperaturwechsel** sogar als erstrangiges Mittel. Er wird also unter **»spastisch, verkrampft«** und unter **»rasselnd«** auch Phosph. finden.

Wir sind aber nicht so geübt und stellen unsere nächsten Symptome zusammen. Am Tage zuvor hustete das Pferd beim Fressen. Dies tat es heute auch. **»Fressen verschlimmert«:** Agar. musc., Kal. bichrom., Nux. vom., Phosph., Spong. tost. Weiter wissen wir, **daß kaltes, frisches Wasser verschlimmert.** Dies wäre auch der Fall bei Kaltwasseranwendung. Die Mittel dafür sind: Caustic., Cupr. met., Phosph., Silic.

Bei **»Fressen verschlimmert«** und **»kaltes Wasser verschlimmert«** ist ebenfalls Phosph. vertreten. Was hatte unser Beispielpferd ausgehustet? Nicht viel, aber doch etwas zähen, gelben Schleim, mehr undefinierbar weiß mit etwas gelb.

Unter **Fadenziehend/zäh** stehen:	Alum. chrom., Allium Cep., Arsen. jodat., Caustic., Cocc. cact., Dulcam., Hep. sul. calc., Jod, Kal. bichrom., Phosph., Sepia, Stann. met.

Unter der Farbe **weiß** finden wir auszugsweise:	Natr. mur., Phosph., Pulsat. nigr., Sepia, u.a. mehr.
Die Farbe **gelb** belehrt uns ebenfalls, daß:	Lycopod., Merc., Phosph., Pulsat. nigr., Sepia u.a. mehr vorhanden sind.

(Siehe Arzneimittelregister Seite 124)

Wenn wir jetzt die Mittel unserer Symptome durchgehen, finden wir viele Wiederholungen. Jedoch ein einziges Mittel »Phospor« ist überall mehr oder weniger stark in seiner Aussage vorhanden, jedoch nicht vor 19.00 Uhr. Träte der Husten immer nur um 19.00 Uhr auf, so können Sie davon ausgehen, daß das homöopathische Mittel ein anderes wäre, so aber ist die Uhrzeit unwichtig geworden.
Unter dem Miasma der Psora werden wir feststellen, daß Phosphor auch ein Psora-Mittel ist, wenn auch nicht allererster Güte. Wir beschäftigen uns also auch automatisch mit der psorischen Behandlung.

Bronchitis

Die Bronchitis kann durch verschiedene Ursachen entstehen.

1. aus nicht- oder falsch behandeltem Husten, der sich verschlimmert und zur Bronchitis führt oder ein mit Allopathie zwar zum Stillstand gebrachter, jedoch nicht ausgeheilter Husten, der als Rezidiv (Rückfall) wiederkehrt unter entsprechend verschlimmernden Umständen.
2. aus einer Erkältung oder Infektion heraus sich entwickelnde Entzündung der Bronchialschleimhaut, oft begleitet von einer Tracheitis (Luftröhrenentzündung).
3. chemische Reize der Luft oder auch einfach starker Rauch können eine Bronchitis auslösen.

Symptome:
Beginnend wie bei Husten. Dann kommt es zum Auswurf: zuerst hell, glasig, durchsichtig, später kann das Sputum (Schleimauswurf) sich verfärben in gelbliche Streifen, ganz gelb, grün, braun hell und dunkel, mit Blut durchsetzt. Das Sputum sieht nicht mehr durchsichtig hell aus, sondern granuliert, wie Käse, milchig, ölig oder gar wie Pflaumensaft, schaumig schmutzig wie Seife oder wie Stärke, ebenso dick oder dünn, zäh, schleimig wundmachend — scharf usw. Wir werden bei der homöopathischen Therapie wieder auf die einzelnen Unterscheidungen zurückkommen.

Weitere Symptome:
Die Körpertemperatur steigt über 39-40° C an, der Puls beschleunigt sich auf 50-60 Schläge pro Minute. (normal sind beim Pferd 30-40 Schläge pro Min. im Ruhezustand) Das Pferd wird unlustig, müde, schwitzt, friert (Schüttelfrost = typisches Zeichen einer Infektion). Es kann zur Atemnot und Konditionsschwäche kommen. Es können sich weiter Kreislaufschwäche und Herzschäden entwickeln.

Therapie:
Die allgemein verbreitete Therapie (Allopathie) dürfte weitgehend bekannt sein. Wir wollen uns jedoch der Naturheilkunde widmen. Dies bedeutet, die Therapie so zeitig wie möglich zu beginnen, um erst gar keine großen Probleme aufkommen zu lassen.
Wenn Sie Anzeichen bemerken, daß Ihr Pferd unlustig wird, keine rechte Lust zum Fressen verspürt, in der Ecke herumsteht und teil-

nahmslos wird, sollten Sie vorsorglich einmal Fieber messen. Thermometer festhalten, damit es nicht durch eine unglückliche Bewegung im Enddarm des Pferdes verschwindet!
Sie stellen nun Fieber fest. Hustet das Pferd zusätzlich, wissen Sie, daß Ihr Pferd eventuell sogar eine Bronchitis bekommen kann. Beim Husten ist das Fieber nicht lange erhöht. Bei der Bronchitis jedoch steigt es, wie wir inzwischen wissen, bis 39-40° C an und hält sich dort auch. Außerdem ist der Puls wesentlich beschleunigt, 50-60 Schläge pro Minute.
Ihr jetziger Verdacht auf die Bronchitis ist sicherlich berechtigt. Wenn Sie jetzt auch noch Schüttelfrost (Zittern des Pferdes am ganzen Körper) bemerken, können Sie sicher sein, daß es eine Bronchitis wird. Obwohl natürlich nicht jeder Schüttelfrost mit einer Bronchitis verbunden ist!

Therapie:
Sie gleicht im wesentlichen der des Hustens, denn auch hier ist ja ein mehr oder weniger starker Husten vorhanden. Allerdings kommen in der Therapie die Entzündungsfaktoren verstärkt zum Tragen.

Zum besseren Verständnis wollen wir wieder ein Beispiel konstruieren. Sie wissen, Ihr Pferd hustet nun schon eine geraume Zeit, mal mehr, mal weniger stark und Sie haben es von Zeit zu Zeit immer wieder von Ihrem Tierarzt behandeln lassen. Durch diese Behandlung hatte es auch eine gewisse Besserung erfahren. Doch leider kamen immer wieder Rückschläge. Täglicher Alltag — ohne Übertreibung! Sie kommen tagsüber in den Stall und finden, daß Ihr Pferd so richtig schlaff aussieht. Es ist unlustig, das Fell wirkt glanzlos und stumpf. Ihr Pferd hustet jedoch nicht, und Sie führen es aus der Box. Wie üblich fangen Sie an, das Fell sauber zu bürsten, stellen dabei fest, daß es sich leicht feucht anfühlt. Das Wetter ist angenehm, d.h. nicht zu heiß und nicht zu kalt. Da Sie nicht mit ins Auge springenden Anormalitäten konfrontiert werden, nehmen Sie es auch gar nicht so ernst mit den kleinen Abweichungen. Sie putzen es also, reinigen die Hufe und machen es fertig zum — sagen wir — Longieren. Sie beginnen die Arbeit, und nach 2-3 Minuten bleibt das Pferd stehen. Es hustet und dampft am ganzen Körper plötzlich so stark, als hätte es schon schwer gearbeitet. Für Ihr Pferd war es allerdings schon eine gewaltige Leistung in seinem momentanen Zustand. Doch sind Sie von Ihrem Pferd ganz andere Leistungen gewöhnt. Nun führen Sie es im Schritt, um es zu beruhigen. Das Husten hat tatsächlich auch aufgehört, jedoch das Pferd schwitzt weiter. Da es sich jedoch eigent-

lich noch nicht genug bewegt hat, nehmen Sie erneut Anlauf und wechseln die Hand. Vielleicht geht es so? Weit gefehlt! Es dauert nicht lange, und das gleiche Theater beginnt von vorne. Das Pferd schwitzt noch stärker und hustet ganz fürchterlich, Sie entdecken ganz grün-gelben und zähen Schleim an den Nüstern. Da muß ich doch einmal unbedingt Fieber messen, da Sie ja inzwischen wissen, daß eine Bronchitis auch Fieber mit sich bringt. Ihr Pferd hat tatsächlich Fieber. Fieber ist das Produkt eines Abwehrkampfes zwischen dem Abwehrsystem des Körpers und den eingedrungenen Toxinen. Folgerichtig ist eine akute Entzündung vorhanden. Nachdem, was Sie soeben beim Longieren erlebt haben, kann es sich um eine Bronchitis handeln. Da Ihr Pferd aber ab und zu mal ein bißchen gehustet hat, sind Sie so schnell auch nicht aus dem Häuschen zu bringen und trocknen Ihr Pferd zunächst gründlich ab, um Schlimmeres zu vermeiden. Schlimmeres könnte z.B. eine Lungenentzündung bedeuten.
Die Antibiotika-Therapie wollen wir zur Seite lassen, denn noch schießen wir auf »Spatzen« nicht mit Kanonen. In diesem Buch aber wird von der biologischen Therapie geredet und dazu gehört die Homöopathie ganz besonders. Wir werden daher unser Beispiel homöopathisch durchforsten.
Stellen wir die einzelnen außergewöhnlichen Punkte zusammen. Je außergewöhnlicher und unüblicher sie sind, desto genauer und wertvoller sind sie für das Auffinden des richtigen homöopathischen Mittels. Auf einem Zettel halten wir folgende Punkte fest:

1. Sie waren tagsüber im Stall.
2. Das Pferd sieht schlaff und unlustig aus.
3. Das Fell ist stumpf.
4. Das Fell ist etwas feucht, obwohl das Wetter normal-angenehm ist.
5. Das Pferd ist nicht belastungsfähig, schwitzt nach 2-3 Min.
6. Das Pferd hustet.
7. Nach einer kurzen Pause und weiterer Belastungen schwitzt es noch mehr und hustet stärker.
8. Auswurf:
9. Farbe des Auswurfes ist grün-gelb.
10. Konsistenz des Auswurfes: zäh wie Kleister.
11. Sie stellen weiter fest: das Pferd hat Fieber.

Man könnte natürlich noch mehr feststellen: z.B. bei Fieber glänzen die Augen. Uns genügen aber die Punkte, die wir an unserem gestellten Beispiel gefunden haben. Sortieren wir sie einmal nach der Wichtigkeit, d.h. nach der Ungewöhnlichkeit. Das wäre die Reihenfolge der Wertung:

5. Das Pferd ist nicht belastungsfähig.
6. Das Pferd hustet während der Belastung.
7. Nach einer Pause ebenfalls Belastungsunfähigkeit
9. Auswurf: grün-gelb
10. Konsistenz: wie Kleister

Es sind fünf der am stärksten herausragenden Anomalien. Als Symptom der zweiten Kategorie sehe ich die Punkte:
1. Tagsüber haben Sie die Probleme festgestellt. Um den Beispielfall nicht zu verkomplizieren, bleiben wir bei »tagsüber«. Ansonsten müßten wir im Stall eine Umfrage stellen, ob sich auch zu einer anderen Zeit diese Symptome gezeigt haben. Dann wäre möglicherweise ein anderes Mittel angebracht, was sich nach diesem Schema finden ließe.
Die anderen Symptome sind sehr allgemein, also nicht so schwergewichtig. Warum?
Punkt 2. Das Pferd sieht schlaff und unlustig aus. Nun, das kann auch andere Gründe haben.
Punkt 3. Das Fell ist stumpf. Punkt 2 müßte man mit der Nummer 4 und 11 zusammenbringen. Fieber kann ein Pferd auch aus anderen Gründen haben. Wenn jemand Fieber hat, so kann er auch etwas schwitzen. Hierbei muß betont werden, nicht bei jedem Fieber schwitzt man. Punkt 3 (stumpfes Fell) kann auch u.a. auf eine Stoffwechselstörung oder Parasiten hinweisen, die wiederum eine Stoffwechselstörung verursachen können. Sie verstehen nun den Unterschied in der Klassifizierung der einzelnen Symptome und ihren Wert in der homöopathischen Auswertung und erkennen, daß, wenn Sie nicht nach dem Wert des Symptoms klassifizieren, Sie nichts erreichen werden.
Wir gliedern jetzt unsere wichtigsten Symptome homöopathisch ein. Da ich schon weiß, welches Mittel auf uns zukommt, werde ich den einzelnen Rubriken entsprechend nur Auszüge anführen. Sie hingegen müßten den gesamten Abschnitt des jeweiligen Symptomenkomplexes aufführen.

Punkt 10 z.B.: »Konsistenz wie Kleister« ist gleichzusetzen mit klebrig und zäh. Ich habe bewußt andere Worte aus dem Sprachgebrauch benutzt als die, die angegeben sind. Also liegt es nahe, unter den Rubriken »klebrig« und »zäh« zu suchen. Unter »klebrig« finden wir eine ganze Menge. Wir suchen für unser Beispiel jetzt nur vier heraus (Sie

müßten später alle herausschreiben). Pareir., Phosph., Phytol. dec., Psorin.
zäh: Petrol., Phosph., Phytol. dec., Pulsat. nigr.
Nun zur Farbe des Auswurfes! Auswurf: grün-gelbe Farbe.
Dies sagt aus, daß die Entzündung allmählich in den gelb-grünen Bereich übergeht. Also suchen wir in den Rubriken »gelb und grün«.
gelb: Merc. Phosph., Pulsat. nigr., Sepia.
grün: Petrol., Phosph., Psorin., Pulsat. nigr.
Die Punkte 5., 6., 7. bedeuten zusammen, daß eine Belastungsfähigkeit nicht gegeben ist. Schon der Schritt stellt eine Belastung dar!

Die entsprechende Rubrik ist:
Geringe Belastung verschlimmert: Bellad., Jod, Kal. arsen., Phosph., Seneg.
Ein etwas abgeschwächtes Symptom ist, wie bereits angeführt, Punkt 1: »tagsüber«. Fällt dieses Problem in eine bestimmte Uhrzeit, könnte man dieses Symptom in die erste Kategorie erheben. Punkt 1 bedeutet:
Tagsüber: Nux. vom., Phosph., Spong. tost., Staphys.
Wenn wir unsere Aufzeichnung ansehen, stellen wir fest, daß Phosphor das überall vorkommende überragende Mittel ist. Wenn Sie jetzt Phosphor geben, werden Sie schnell feststellen, daß es Ihrem Pferd recht bald besser gehen wird. Das Fieber wird zurückgehen, das Schwitzen wird nachlassen, der Auswurf verändert seine Farbe in Richtung weiß, die Zähigkeit des Auswurfes wird in eine etwas flüssigere Form übergehen. Wenn Sie jetzt feststellen, daß es zu einem Stillstand kommt, überprüfen Sie bitte das Mittel, ob es noch richtig ist. Es kann selbstverständlich nur so lange wirksam sein, solange das Symptombild auf Phospor paßt, dann ist die Wirkung zu Ende, und es muß neu ausgewertet werden.
Noch ein wichtiger Hinweis hierzu: Sie stellen z.B. fest, das Phosphorbild hat sich nicht geändert. Bei Ihrer erneuten Auswertung kommen Sie wieder auf Phosphor, aber Ihr Pferd hat in seinem Genesungsprozeß einen Stillstand, dann müssen Sie nun die Potenz ändern. Dies bedeutet, Sie gehen von der Potenz D_8 3 x tägl. 1 ccm oder 20 Globuli auf die Potenz D_{30} 1 x 1 ccm oder 20 Globuli. Jetzt warten Sie erst die Reaktion ab. Tritt eine weitere Besserung ein, so warten Sie weiter, bis die Reaktion beendet ist. Erst dann wird die nächste Medikamentengabe verabreicht. Konnten Sie trotz Potenzänderung keine weitere Besserung feststellen, nehmen Sie die nächst höhere Potenz D_{100} 1 x 10 Tropfen oder 10 Globuli und abwarten. Kommt eine Besserungsreaktion, so liegen Sie richtig. Haben Sie eine Verschlimmerungsreaktion, so warten Sie, bis diese vorüber ist und geben das nächste Mal nur noch 5 Tropfen oder 5 Globuli. Zeigt sich

keine Reaktion, so überprüfen Sie bitte noch einmal das Symptomenbild Ihres Pferdes. Die Fachleute unter Ihnen werden jetzt Protest einlegen, weil ich die Potenz nicht weiter verändere. Man kann also noch höhergehen und dann wieder gute Reaktionen erwarten, doch sollte man dann auf alle Fälle die Behandlung dem Homöopathen überlassen.

Es ist in der Homöopathie so, daß man wesentlich höhere Potenzen versuchen kann und plötzlich wieder positive Reaktionen des Körpers erreicht. Doch in diesen Regionen kennt sich nur der Fachmann aus. Hat dieser im Hochpotenzbereich nicht das 100%ig richtige Mittel eingesetzt, weiß nur er allein, wie mit evtl. Reaktionen umzugehen ist. Sie haben mit dem, was ich Ihnen in diesem Buch vermittle, aber zunächst wirklich gute Möglichkeiten, und alles was darüber hinausgeht, sollten Sie ernsthaft einer Person überlassen, die entsprechende Erfahrung besitzt.

Dämpfigkeit

Eine Dämpfigkeit kann entstehen durch eine nicht behandelte oder schlecht behandelte, über längere Zeit existierende Bronchialerkrankung (z.B. Husten und Bronchitis). Was ist eine schlechte Behandlung? Dazu ausschnittweise ein Brief einer Pferdebesitzerin aus Luxemburg:

»Ich kaufte also Sanuvis, das ich 14 Tage lang verabreichte. Dann kam lange nichts, obwohl ich die Mittel schon vor 1 1/2 Monaten bestellt hatte. Dann konnte ich das Mittel »Ortitruw« (»Echinatruw«, sei umbenannt worden) erwerben. Ortitruw setzte ich dann vor einigen Tagen ein. Über eine Besserung kann ich z.Zt. keine Auskunft geben, außer, daß die Stute, nachdem sie Sanuvis erhalten hat, nicht mehr so gepumpt hat beim Husten. Da es in Luxemburg schon seit 2 Monaten fast unaufhörlich regnet, hat die Stute in diesem Jahr besonders große Schwierigkeiten. Die Jahre vorher hat sie gehustet, aber nicht, daß die Flanken so stark auf- und abbebten. Auch streckt sie den Kopf nach unten und hustet gezwungen, leer und tief, ohne Schleim. Ich glaube auch, daß sie Schmerzen hat. Sobald ich mit dem Ortitruw fertig bin, schreibe ich Ihnen, wie die Stute darauf reagiert hat.

Der Tierarzt macht der Stute, wenn es ganz schlimm ist und sie Asthmakrisen hat, eine Cortisonspritze. Dann geht es gut für 14 Tage, aber der Husten ist trotzdem wieder da. Auch versuchen wir es mit Vetipulmin, einem Hustenpulver, um den Husten etwas zu erleichtern. Ich bin nicht mehr so begeistert von all diesen chemischen Mitteln, denn eines Tages nutzen die auch nichts mehr.

Die Umschläge und Kneippgüsse kann ich bei diesem Wetter leider nicht anwenden.«

Ich habe diesen Brief bewußt im Bereich der Dämpfigkeit angeführt, da anzunehmen ist, daß dieses Pferd aufgrund der geschilderten Symptome an Dämpfigkeit leidet. Als ich diesen Brief gelesen hatte, dachte ich nur »armes Pferd und arme Frau«. Diese Pferdebesitzerin meint es gut und macht doch alles falsch. Das, was ich Ihnen allen zu sagen habe, ist so wichtig, daß Sie es sich, auf ein Papier geschrieben und dick rot unterstrichen, an die Außentür Ihrer Box hängen sollten: **»Ich darf während einer biologischen Behandlung niemals auch gleichzeitig Cortison einsetzen.«**

Entweder machen Sie eine allopathische Therapie, oder Sie entschließen sich zu einer biologischen Therapie. **Beides zusammen**

geht nicht! Cortison ist dann angezeigt, wenn es um die unmittelbare Rettung des Lebens eines Pferdes geht. Der Einsatz von Cortison aber macht die Anwendung der Homöopathie hinfällig.
Denken Sie bitte an das Beispiel mit dem rostigen Auto, da versuchte ich Ihnen die Wirkung von Cortison klar zu machen. Die Antwort auf die Frage: »Warum konnte man dieses Pferd, das seit Jahren unter Bronchialgeschichten leidet, bisher nicht heilen?« Ganz einfach: Die Therapie war falsch! Die Mittel eignen sich zum Heilen nicht! Der Körper reagiert mit Blockierung und Abwehr, aber nicht mit Harmonie, nicht mit Kräftigung und nicht mit Heilung! Wenn gewisse Probleme erträglicher gemacht werden, so geschieht dies doch nur an der Peripherie, also oberflächlich, und darunter werden die Probleme größer und größer. Das ist die schlichte Wahrheit!

Es geht nicht an, daß eine biologische Therapie auf Raten gemacht wird. Der Körper muß eine gewisse Regelmäßigkeit in der Therapierung erfahren, um zu einer Harmonie zu finden. 14 Tage ein Mittel einzusetzen, dann 6 Wochen aussetzen, ist eine Schaukeltechnik, die sich auf den Behandlungserfolg negativ auswirkt.
Die Briefschreiberin konnte dies alles nicht wissen, weil sie warscheinlich zum ersten Mal eine biologische Therapie durchführt. Ich denke, vielen von Ihnen wird es ähnlich ergehen. Daher ist es ganz wichtig, dieses Problem einmal ganz klar und deutlich beim Namen zu nennen.
Meine Antwort an die Briefschreiberin lautet: »Wenn ein Pferd mit Cortison behandelt wurde, muß zunächst jeglicher Cortisoneinsatz eingestellt werden, gleichgültig, ob Injektionen, Tabletten oder Salben. Dann geben Sie dem Pferd Sulfur D_{30} 1 ccm oder 20 Globuli und warten 4-7 Tage auf Reaktionen. Wenn sich die Probleme verringern, ist es gut, wenn sich die Probleme vergrößern, ist es im Sinne der Therapie auch gut, denn nun wissen Sie, daß die Cortisonwirkung nachläßt. Sie können nun in beiden Fällen mit der eigentlichen Therapie beginnen. Reagiert der Körper gar nicht, steht er noch immer unter der Cortison-Wirkung. Dann geben Sie nach einer Woche nochmals die gleiche Menge Sulfur. In der Regel reicht dies aus.
Zur weiteren Therapie bietet sich Stramonium an, da das Pferd mit **tiefer Stimme** hustet. Gezwungen husten könnte man mit **krampfhaft, spastisch** übersetzen. Auch hier ist Stramonium zu vertreten und paßt zu **leer** oder auch **hohl klingend.** Nun sollte noch bekannt sein, ob Verschlimmerung beim Trinken von kaltem Wasser erfolgt. Dies ist Stramonium zuzuordnen. Sie sehen also, daß sich das ganze Bild ändern kann, wenn die Symptomatik verändert ist. Aus diesem Grund ist es von großer Bedeutung, daß Sie sich die Symptome genau aufschreiben und danach das Heilmittel finden oder mit diesen

genauen Symptomen jemanden fragen, der sich auf diesem Gebiet der Homöopathie auskennt.

Grundsätzlich gilt folgendes: Eine Dämpfigkeit kann niemals mehr völlig geheilt bzw. beseitigt werden, deshalb sollte man es erst gar nicht soweit kommen lassen. Das bedeutet, daß Sie Ihr Pferd gleich zu Beginn eines Hustens oder einer Bronchitis auf biologisch richtigem Weg behandeln müssen. Dann haben Sie eine Chance, das Übel an der Wurzel zu packen. Fangen Sie jedoch mit Mitteln an, die das Immunsystem herunterdrücken und nicht fördern, werden Sie Schiffbruch erleiden, auch wenn es zunächst so aussieht, als hätten Sie Ihrem Pferd geholfen. Doch es sind Scheinerfolge. Bei schwerer Dämpfigkeit ist in der Regel auch ein Lungenemphysem vorhanden. Man könnte meinen, da gibt es Ausnahmen. Dem ist jedoch nicht so. Nur der Grad der Dämpfigkeit entspricht der Größe des Emphysems. Ist die Dämpfigkeit noch gering, hat man eher Chancen, sein Pferd mit seinen Atemproblemen in Richtung normal zurückzuführen (Heilung gibt es nicht), als eben bei schwerer Dämpfigkeit.
Was ist ein Lungenemphysem? Die Lunge besteht aus lauter kleinen Bläschen. Dadurch besitzt sie eine relativ große Oberfläche. Über die Bläschenwände wird die eingeatmete Luft an das Blut übergeben und erhält somit Sauerstoff (Helles, arterielles Blut).
Bei der Ausatmung wird auf dem umgekehrten Wege die verbrauchte, sauerstoffarme Luft vom dunkelroten (venösen) Blut über die Lungenbläschen nach außen geleitet. Man nennt dies Gasaustausch.

Wenn jetzt einige dieser Lungenbläschen zerstört werden, entsteht ein vergrößerter Hohlraum mit geringerer Oberfläche. Diese zieht zwangsläufig einen geringeren Gasaustausch nach sich. Der Körper verliert an Sauerstoff. In der Ruhe macht sich das zunächst nicht unbedingt stark bemerkbar. Wird jetzt aber Leistung gefordert, wird es kritisch. Atemnot entsteht. Das nächste Problem ist, daß sich in diesem entstandenen Hohlraum Flüssigkeit ansammelt, die sich entzündet, wenn sie nicht abgehustet werden kann. Leider regenerieren sich die zerstörten Lungenbläschen nicht mehr (demzufolge keine Heilung).
Das Wichtigste ist jetzt, den Schleim zu entfernen, das Immunsystem aufbauen sowie Herz und Kreislauftraining. Grundsätzlich soll das Pferd in der Belastung bleiben. Als Freizeitpferd kann es bei vernünftiger Pflege und Reitweise noch brauchbar sein. Sportliche Leistungen sind jedoch nicht mehr abzuverlangen, da im Körper nicht nur ein Sauerstoffmangel entsteht, sondern auch eine sogenannte Rechtsherzbelastung, d.h. eine Belastung von den Lungen über den kleinen Kreislauf des fließenden Blutes zum rechten Herzteil. Dies

hat eine absolute Schwächung zur Folge (großer Kreislauf: von der linken Herzkammer in den Körper und zurück zum rechten Herzvorhof — kleiner Kreislauf: von der rechten Herzkammer zur Lunge, von dort zum linken Herzvorhof).

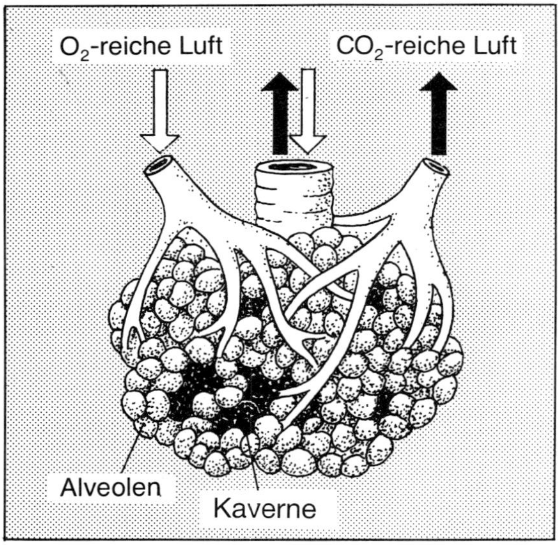

O_2 = Sauerstoff — verstärkt in der Einatmungsluft.
CO_2 = Kohlendioxyd — verstärkt in der Ausatmungsluft.
Alveolen = Luftbläschen in der Lunge.
Kaverne = zerstörte Lungenbläschen (Alveolen), führen zu größeren Hohlräumen.
Aus- und Einatmung geschieht über die Luftröhre und Bronchialäste wie dargestellt.

Mehrere Alveolen sind zerstört und bilden, wie auf der Skizze zu sehen ist, einen größeren Hohlraum, der sich mit entzündlichem Sekret füllt. Dort, wo dieses Sekret gelagert ist, kann kein oder nur verminderter Gasaustausch stattfinden.
Gasaustausch = Sauerstoff der Einatmungsluft gegen Kohlendioxyd in der Ausatmungsluft. Hierbei sind andere Gase, die in der Luft vorhanden sind, nicht erwähnt (z. B. Edelgase).
Dieser einmal vorhandene, große Hohlraum kann sich nie wieder zu kleinen Alveolen umwandeln. Das Pferd wird also immer behandlungsbedürftig bleiben und keine vollen Leistungen mehr bringen können.
Wichtig ist, daß der entzündliche Schleim herausgebracht wird über das Abhusten, um so größere Probleme zu vermeiden und dem Pferd die Möglichkeit zu geben, mehr Luft einzuatmen.

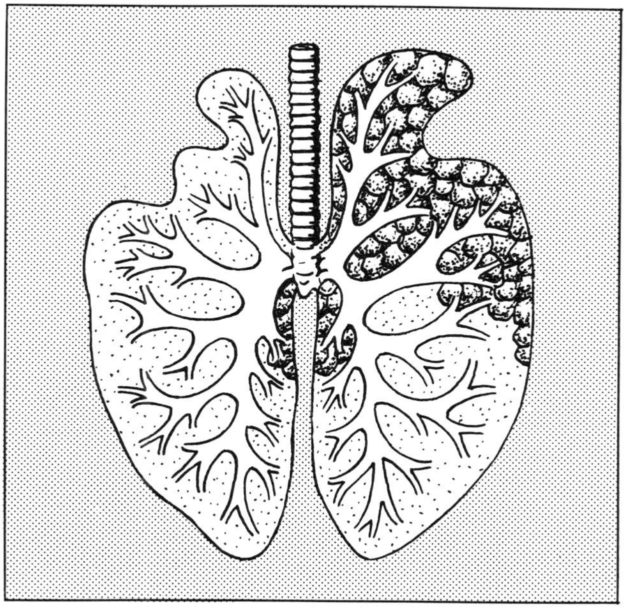

Querschnitt durch einen Lungenlappen
mit Bronchialästen und Alveolen

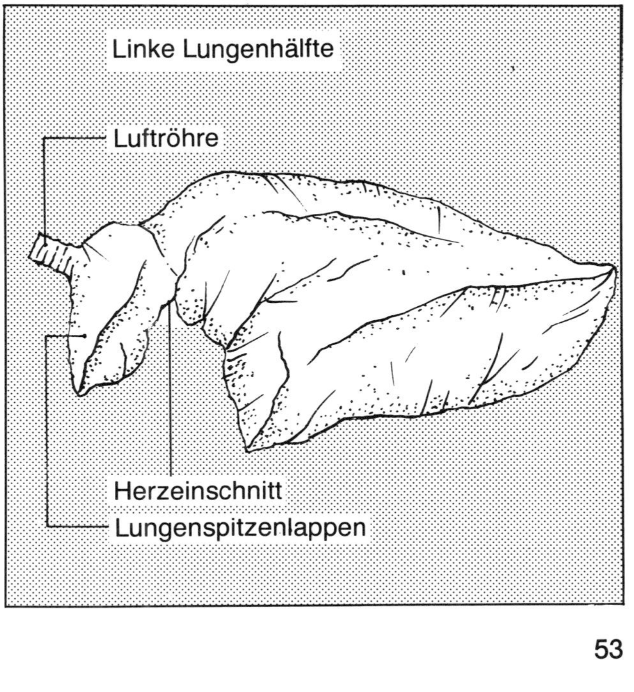

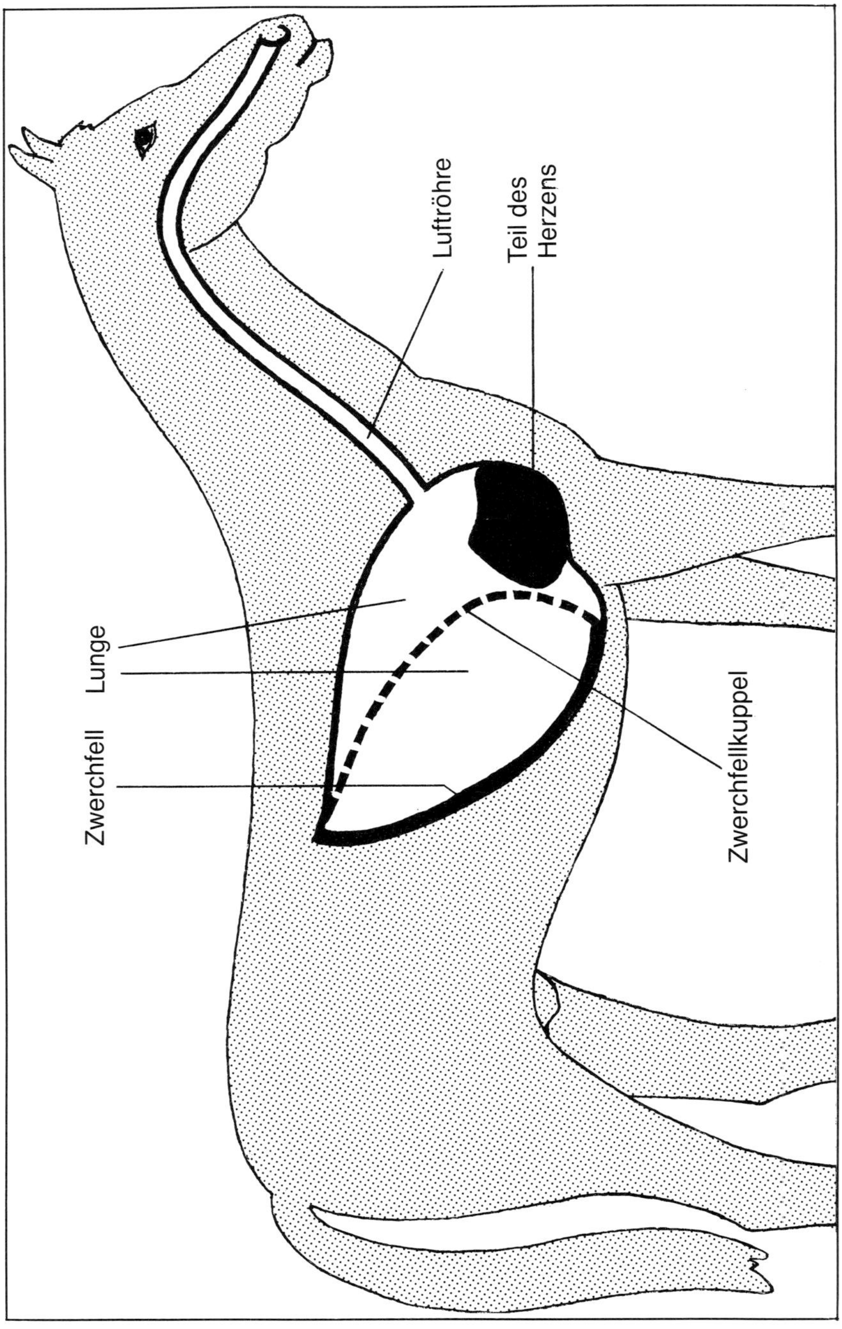
Luftröhre
Teil des Herzens
Lunge
Zwerchfell
Zwerchfellkuppel

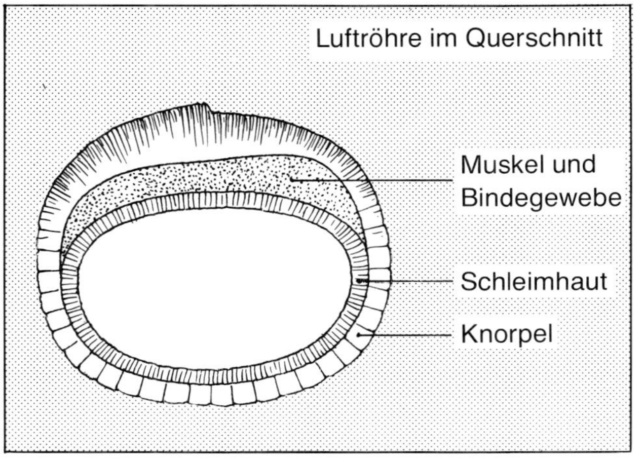

Mucosa = Schleimhaut. Der Knorpel besteht aus lauter Ringen, die die Luftröhre stabilisieren.

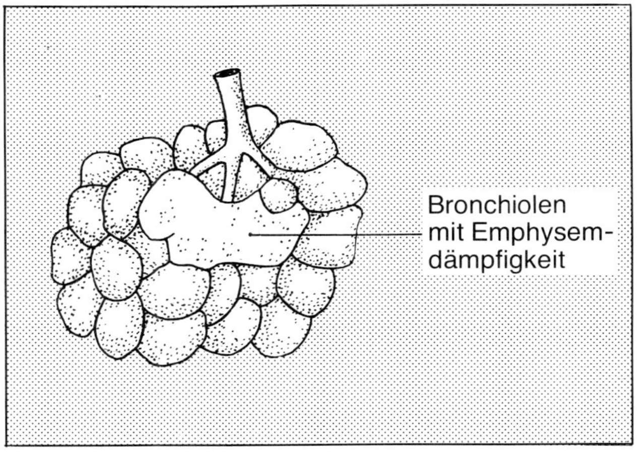

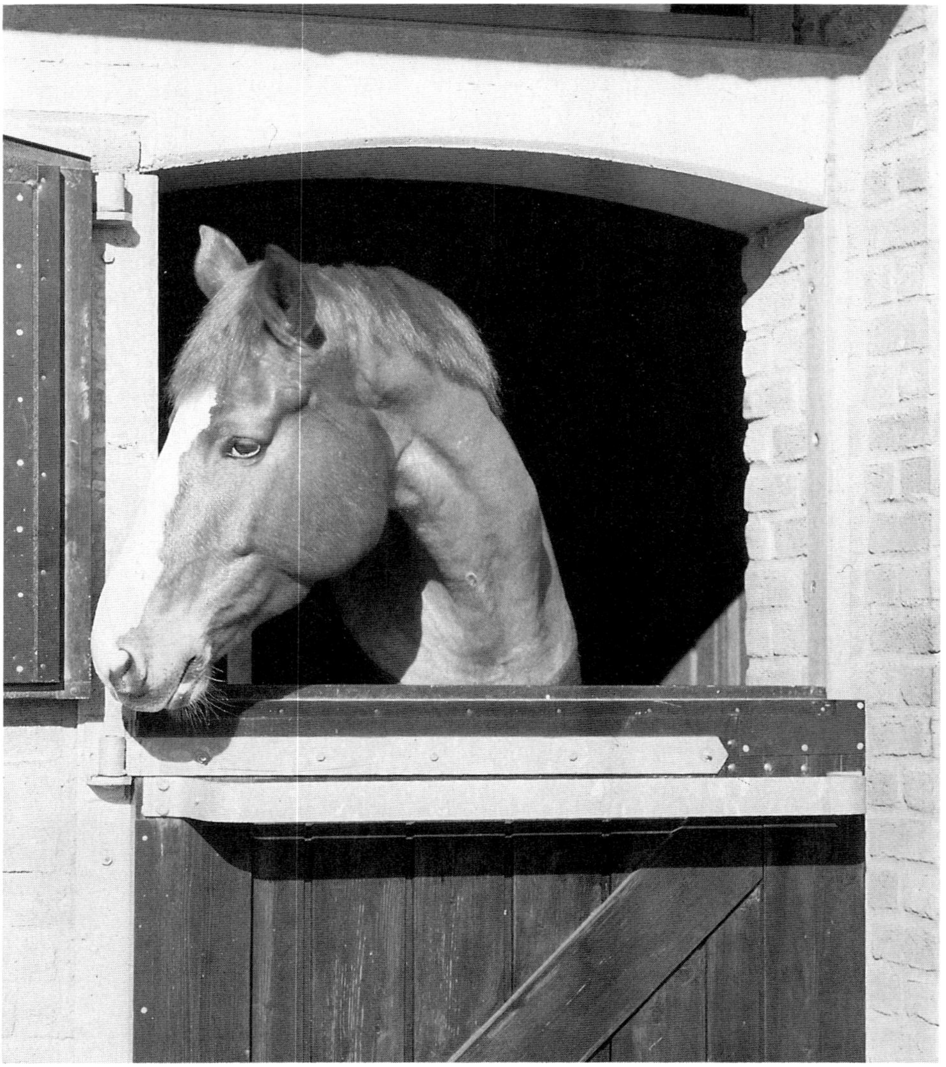

Frische Luft, vor allem im Winter, verhindert Dämpfigkeit.

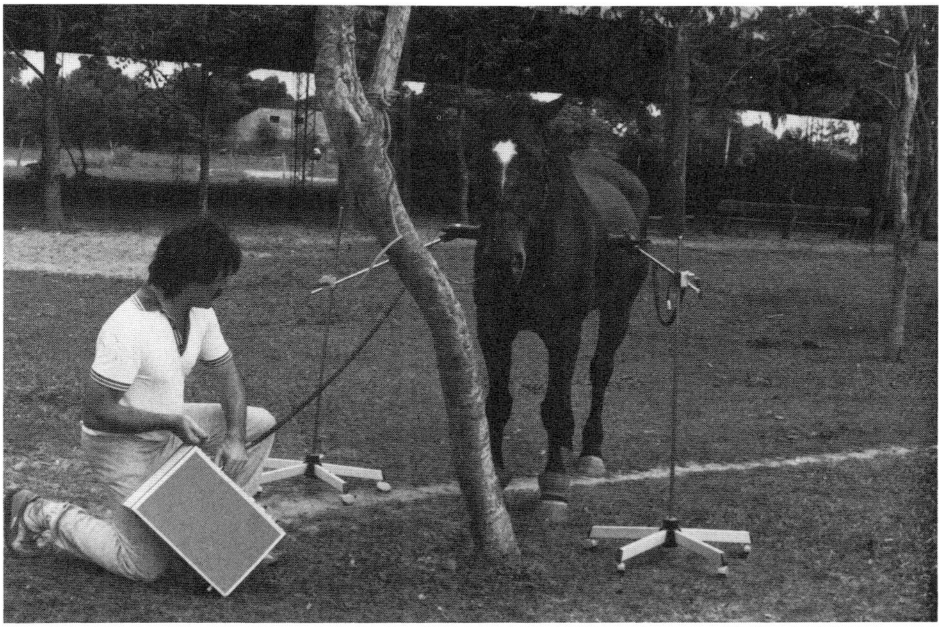

Therapie mit Schuhmann-Wellen.
Dies sind Hochfrequenz-Magnetwellen der Ionosphäre. Das gezeigte Pferd ist dämpfig. Der vorher sehr festsitzende Schleim lockerte sich nach Anwendung der Wellen sehr gut, ging dann beim Husten überreichlich ab. Die Magnetwellen unterstützten die Behandlung sehr hilfreich. (Anwendung auch bei Knochenerkrankungen, Gelenkverletzungen etc.).

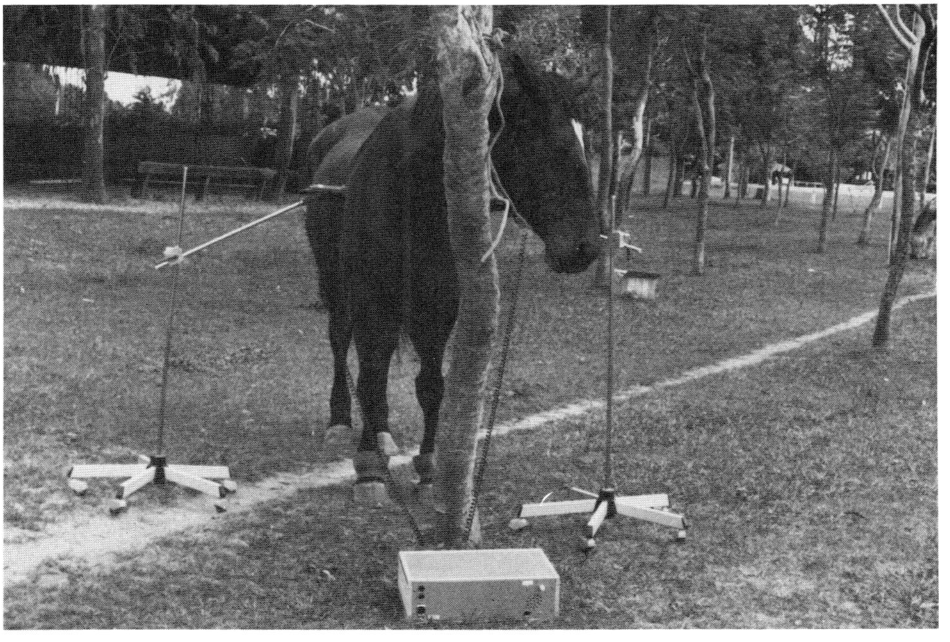

Homöopathische Arzneimittellehre

Die Homöopathische Arzneimittellehre wurde aufgrund ihres enormen Anwendungsfeldes in diesem Buch nur auf den Atmungstrakt ausgelegt, so wie es der Titel dieses Buches darlegt. Wer mehr erfahren möchte, muß sich einschlägige Fachliteratur besorgen (z.B. Gesichtete homöopathische Arzneimittellehre von Julius Metzger, Haug Verlag, Klinische homöopathische Arzneimittellehre von Karl Stauffer von der Johannes Sonntag Verlagsbuchhandlung Regensburg).

Arzneimittel

Acidum fluoricum — Flußsäure

Vorkommen: Fluor kommt überall in der Natur vor. Bei den Lebewesen ist es enthalten in den Knochen, Zähnen und Stützgeweben, Haut, Haaren, Nägeln, Muskeln, Blut und Gehirn.
Leitsymptome: Nachlassen der allgemeinen Leistungsfähigkeit, Kraftlosigkeit trotz guten Appetits, wobei sich der Zustand bei Wärme und nachts verschlimmert. Besserung tritt ein durch Bewegung und Abkühlung durch kaltes Wasser, wobei aber auch Kälte allein schlecht vertragen werden kann.
Atmungsorgane: Wirkung auf die Nasennebenhöhlen. Entzündung derselben, Sinusitis mit Stockung der Sekretion. Kann die Sekretion wieder in Fluß bringen. Die Sekretion ist wundmachend und übelriechend. Komplementär zur Flußsäure ist die Kieselsäure (Silicea). Wenn die Flußsäure in ihrer Wirkung nachläßt, kann Silicea als Zwischenmittel gegeben werden und umgekehrt.
Dosierung: Die D_{30} und höher sind bei allen Konstitutionsmitteln empfehlenswert.

Acidum nitricum — Salpetersäure

Vorkommen: Die Salpetersäure ist eine bei direkter Berührung sehr ätzende Säure und läßt das mit ihr in Kontakt gekommene Gewebe absterben. Entsprechend sind die Sekrete, also Nasenausfluß, besonders wundmachend, ätzend und übelriechend. Bei Entzündungen oder Geschwüren an den Nahtstellen von äußerer Haut zur Schleimhaut sollte man an den Einsatz von Acidum nitricum denken.
Leitsymptome: Allgemeine Schwäche, Gereiztheit mit unberechenbaren Unfreundlichkeiten des Pferdes (Schwäche des Nervensystems). Einem derart gereizt reagierenden Pferd ist mit Vorsicht zu begegnen! Verschlimmerung bei Wetterwechsel, Nässe und Kälte.
Atmungsorgane: Immer wiederkehrende Katarrhe im Nasenrachenraum, ebenso chronische Entzündungen der Nasennebenhöhlen und Bronchien mit übelriechender Absonderung, die, wie schon erwähnt, ätzend ist. Das Sputum sieht gelb - grün, aber auch blutig gefärbt aus. Empfehlenswert ist die Salpetersäure bei Lungentuberkulose mit Blutungen.
Dosierung: Alle Potenzen ab D_4 sind bewährt. Bei entzündlichen oder geschwürigen Prozessen eher die tieferen Potenzen wählen, bei mehr nervalen Symptomen die höheren Potenzen bevorzugen.

Acidum phosphoricum — Phosphorsäure

Leitsymptome: Apathie und Teilnahmslosigkeit; geistige, körperliche und seelische Schwäche. Rücken- und Wirbelsäulenschwäche aufgrund schnellen Wachstums. Folge von Kräfteverlusten verschiedener Art, Neigung zu Schleimhautblutungen. Besserung tritt ein durch Wärme. Eine Verschlimmerung findet nachts sowie durch Licht, Lärm und Musik statt.
Atmungsorgane: Kitzelhusten, Neigung zu Erkältungskatarrhen. Der Auswurf ist schleimig, Neigung zu Bronchitis, wobei Wärme bessert, Kälte und Durchzug aber verschlimmern, Lungenblutungen, Lungentuberkulose.
Dosierung: in tiefen Potenzen D_1 — D_3. In Hochpotenzen ist die Wirkung gleich der des Phosphors. Die Phosphorsäure ist häufig dem Phosphor vorzuziehen, da diese ungiftig ist und in akuten Fällen öfter gegeben werden kann.

Aconitum napellus — Blauer Eisenhut

Vorkommen: An feuchten Stellen der Mittel- und Hochgebirge in ganz Europa.
Leitsymptome: Leicht erregbare und empfindsame Pferde, akutes Erkältungsfieber mit großem Angstempfinden, Schüttelfrost. Trotz trockener Hitze später Schweißaustritt. Viel Durst auf kaltes Wasser. Das Pferd ist überempfindlich gegenüber Licht und Geräuschen, Folge von unterdrückten Ausscheidungen, z.B. Schweiß, Nasenausfluß. Das Pferd ist berührungsempfindlich. Verschlimmerung des Zustandes in warmen Stallungen oder durch warmes Wetter. Eine Besserung tritt nach starkem, warmem Schweißausbruch ein.
Atmungsorgane: Akute Entzündungen mit riesengroßer Angst (man kann buchstäblich ein Todesentsetzen in den Augen erkennen). Stürmisches Fieber. Die Sekrete aus der Nase sind wässerig, die Blutungen sind hellrot.
Der Kehlkopf ist berührungs- und druckempfindlich. Der Husten ist heiser und trocken. Eine Lungenentzündung kann im Anfangsstadium geheilt werden. Ebenfalls im Anfangsstadium der Bronchitis sowie Pleuritis sicca (trockene Brustfellentzündung) ist Aconitum anwendbar.
Dosierung: Die D_6 leistet in unseren Fällen eigentlich alles befriedigend. Je stärker das Aconit-Bild ist, desto höher kann mit der Potenz gegangen werden.

Agaricus muscarius — Fliegenpilz

Vorkommen: Im Flachland als auch im Gebirge Europas, Asiens, Nordamerikas und Südafrikas.
Leitsymptome: Übersteigerte Bewegungen, Hirnreizungen, unkoordinierte Bewegungen, verstärkte Muskelleistung, Zittern und Zucken der Muskeln, Überempfindlichkeit. Diagonal auftretende Beschwerden, z.B. rechtes Hinterbein und linkes Vorderbein. Der ganze Körper ist kälteempfindlich, aber auch Sonnenhitze wird nicht vertragen. Verschlimmerung vor Gewitter und durch schwüle Luft. Verschlimmerung nach dem Fressen, Verschlimmerung der Beschwerden morgens. Besserung am Abend und durch Bewegung.
Atmungsorgane: Neigung zu Katarrhen, empfindlich gegen kalte Luft, der Schnupfen ist wässerig, die Nasenlöcher sind abwechselnd verstopft. Reizhusten anfallsweise und heftig, Erstickungsgefühl.

Der Auswurf ist in Form von durchsichtigen Klumpen wie Gelatine. Wenn die entsprechende Symptomatik vorhanden ist, ist Agaricus muscarius bei Bronchitis einsetzbar.
Dosierung: D_6 und höher sind möglich. Bei Tiefpotenzen 3 x tägl. 1 ccm, bei Hochpotenzen 1 x tägl. 1 ccm.

Allium cepa — Küchenzwiebel

Leitsymptome: Scharfer Nasenfluß, Verschlimmerung besonders gegen Abend durch Wärme und Nässe. Besserung durch frische Luft und Kälte. Blähungskolik.
Atmungsorgane: Der Nasenfluß ist wässerig und wundmachend. Fließschnupfen. Es fallen in den Behandlungsbereich Rhinitis (Nasenkatarrh, Schnupfen), akute Nebenhöhlenkatarrhe, Heuschnupfen, Kehlkopfkatarrh mit Kitzelhusten, Bronchitis und Bronchialasthma.
Dosierung: D_2 - D_6 sind bei allen Reizkatarrhen möglich.

Alumina — gebrannte Tonerde

Vorkommen: Aluminium kommt als Silikat in Ton und Lehmböden vor.
Leitsymptome: Es ist ein lang- und tiefwirkendes Mittel und wird hauptsächlich bei chronischen Krankheiten eingesetzt. Es herrscht allgemeine Schwäche vor. Lähmungsartige Zustände. Hartnäckige Leiden. Die Schleimhäute sind trocken, der Nasenfluß wird mehr und mehr verkrustet. Es kommen überwiegend ältere Pferde in Betracht, die ein elendes Aussehen haben, geschwächt sind und bei denen überall eine Verhärtung und Austrocknung stattfindet. Die Haut wird rissig, die Ausschläge sind entsprechend trocken. Andauernde Katarrhrezidive.
Verschlimmerung durch trockene Luft, Kälte, Fressen von Kartoffeln. Muß sich dauernd bewegen, obwohl jede Bewegung erschöpft. Besserung durch feuchte Luft.
Atmungsorgane: Die Katarrhe sind chronischer Natur. Die Absonderungen können zunächst wässeriger oder zäher Schleim sein und dann in dicke Pfropfen oder Krusten übergehen. Kehlkopfkatarrhe,

verbunden mit zähem Schleim. Beim Husten, der trocken und hart klingt, wird viel zäher Schleim ausgeworfen.
Verschlimmerung am Abend, nachts und morgens früh.
Dosierung: Alumina muß über längere Zeit gegeben werden, da es nur allmählich zu wirken beginnt. Die D_{12} oder D_{30} in seltenen Gaben. Nach meinen Erfahrungen bedeutet das alle 2 bis 3 Tage eine Gabe von 10 Globuli.

Ambra grisea

Vorkommen: In den Weltmeeren vorkommende Ausscheidung des Pottwales.
Leitsymptome: Nervöse Erschöpfung. Äußere Eindrücke verschlimmern, z.B. Musik, die Gegenwart anderer Pferde oder auch Personen. Verschlimmerung morgens und nach dem Fressen. Bewegung im Freien bessert, jedoch keine Ausdauer.
Atmungsorgane: Nervöser Husten, nervöses Asthma. Fressen und Musik verschlimmern den Zustand.
Dosierung: D_1 - D_3

Ammonium bromatum

Leitsymptome: Katarrhalische Entzündungen der Schleimhäute, besonders der Bindehäute und der oberen Luftwege. Aber auch im asthmatischen Bereich läßt sich mit der Verbindung des Ammoniaks und Broms therapieren. Die Katarrhe gehen von der Nase aus und steigen abwärts in den Rachenraum und Kehlkopf. Es kommt zu Kehlkopfkatarrh.
Atmungsorgane: Schmerz im Kehlkopf, Reizhusten, Krampfhusten, Verschlimmerung in der Nacht. Kehlkopfkatarrh, Bronchialasthma.
Dosierung: D_3 in der Verreibungsform ist ausreichend.

Ammonium carbonicum — Hirschhornsalz

Leitsymptome: Hier haben wir wieder ein psorisches Mittel. Tonisiert (stärkt) den Herzmuskel bei chronischer Herzmuskelschwäche. Bei den Atmungsorganen starkes Rasseln mit Kreislaufschwäche. Star-

ke Katarrhneigung. Verschlimmerung bei feucht-kaltem Wetter, aber auch bei Wetterwechsel allgemein. Verschlimmerung nachts zwischen 3.00 und 4.00 Uhr und in warmen Stallungen.
Atmungsorgane: Wie schon erwähnt, Katarrhneigung, also Nasenkatarrh, Kehlkopfkatarrh, Bronchitis, Bronchialasthma, Krampf- und Reizhusten. Lungenentzündung, Auswurf schwer löslich und blutig, Kreislaufschwäche.
Dosierung: D_2 - D_6 in häufigen Gaben, da die Wirkungsdauer gering ist, etwa 3 bis 4 x täglich.

Ammonium muriaticum — Salmiak

Leitsymptome: Auch hier sind die Atmungsorgane betroffen, jedoch mehr im katarrhalischen Bereich, weniger durch Kreislaufschwäche, wie etwa bei Ammonium carbonicum. Die Konstitution ist psorisch, aber auch rheumatisch-gichtig. Periodisches Fieber mit Frostempfinden.
Atmungsorgane: Katarrhalisches Fieber mit wässerigem oder auch schleimigem Schnupfen. Das Sekret ist wundmachend scharf. Der Husten ist trocken. Im Gegensatz zu Ammonium carbonicum ist nachts eine Besserung zu erkennen.
Dosierung: D_3 - D_6 in flüssiger Form oder Globuli.

Anacardium orientale

Vorkommen: Vorder- und Ostindien sowie Südasien. Es ist eine baumartige Pflanze, von der die Früchte verwendet werden.
Leitsymptome: Hauptangriffspunkt sind Haut und Nervensysteme. Übersteigerte Heftigkeit, Bewußtseinsstörungen. Verschlimmerung morgens, Besserung abends.
Atmungsorgane: Verlust des Geruches. Husten nach dem Fressen, Schnupfen.
Dosierung: Bei direkter Beeinflussung von Husten und Schnupfen sind die D_4 - D_6 von Nutzen. Bei übersteigerter Nervenreizung sind die höheren Verdünnungen, z.B. D_{30} besser.

Antimonium tartaricum — Brechweinstein

Auch als Tartarus emeticus in der Homöopathie bekannt.
Leitsymptome: Schneller allgemeiner Kräfteverfall, Herz und Kreislaufschwäche. Reaktionsschwäche durch den Kreislauf bedingt. Starke Schleimansammlung in der Luftröhre, den Bronchien und in der Lunge. Folge: Atemnot! Der Schleim ist schwer löslich. Löst er sich, tritt eine merkliche Besserung ein. Husten verschlimmert sich am Morgen.
Atmungsorgane: Viel Schleimansammlung in den Lungen und Bronchien, der nicht heraus will. Kann der Schleim jedoch abgehustet werden, so hat man es mit einer sogenannten maulvollen Expektoration zu tun. Erstickungsgefühl. Der Schnupfen ist mit reichlich Schleim und verstopfter Nase verbunden, oder auch in flüssiger Form vorkommend. Dieses Mittel ist anwendbar bei Nasennebenhöhlenkatarrhen, Schnupfen, auch chronisch, akute und chronische Bronchitis, Bronchiolitis (Entzündung der feinen Verästelungen der Bronchien) Lungenentzündung mit Atemnot und Kreislaufversagen, Dämpfigkeit.
Dosierung: D_6 3 x täglich, wenn nötig, kurzfristig alle 2 Stunden.

Apis mellifica — Honigbiene

Leitsymptome: Große Unruhe bei akuten und subakuten (weniger akut, weniger heftig verlaufend) Entzündungen an allen Schleimhäuten, Organumhüllungen wie Hirnhaut, Brustfell, Herzinnenhaut, Haut, aber auch der Synovia (Gelenkflüssigkeit) der Gelenke. Ödematös, toxische Infiltrationen (hier umschriebene Einlagerung von fremdartigen Flüssigkeiten, Zellen oder Geweben in normale Gewebe) des Zellgewebes.
Entzündungen und Anschwellungen der Schleimhäute. Verschlimmerung durch Wärme und warme Stallungen. Besserung durch Kühlung. Stechender und brennender Schmerz.
Atmungsorgane: Anschwellung des Kehlkopfes, Anschwellung der Nasenschleimhaut, dadurch Verstopfung der Nase. Entzündung und Anschwellung der Pleura (Brustfell), Atemnot, Husten anfallsweise und sehr heftig. Verschlimmerung durch Wärme.
Dosierung: D_3 - D_6 ist üblich. Bei zusätzlich auftretenden nervösen Erregungszuständen kann man die D_{30} einsetzen.

Argentum metallicum — metallisches Silber

Leitsymptome: Leicht lösliche Schleime. Alles geht psychisch mehr in einen passiven Bereich. Magere, überanstrengte, heruntergekommene Erscheinung. Langsame, aber tiefgehende Nervenleiden. Stimmlosigkeit, Knorpelverdickungen an den Gelenken, Stoffwechselstörungen. Besserung in frischer Luft und beim Gehen.
Atmungsorgane: Chronischer Schnupfen mit und ohne Geschwürbildung. Der Schnupfen ist leicht fließend und die Nase voller Schleim. Husten überwiegend tagsüber. Der Schleim ist weiß, dick und leicht löslich mit dem Aussehen gekochter Stärke.
Dosierung: Mittlere Potenzen D_6 - D_{12} in seltenen Gaben — so etwa 1-bis 2-tägig 1 Gabe.

Argentum nitricum — salpetersaures Silber — Höllenstein

Leitsymptome: Hauptangriffspunkt ist das Nervensystem: Schwäche, Schwindel, Zittern. Konstitution ist psorisch. Das Mittel wirkt hauptsächlich auf die linke Körperhälfte. Das Pferd kann auf der rechten Seite nicht liegen. Die Sekrete sind dick, reichlich, eitrig und auch blutig, jedoch nicht scharf reizend. Verlangen nach Zucker, der aber nicht vertragen wird. Frische Luft bessert die Atmungsprobleme. Verschlimmerung nachts, am Morgen und durch Wärme. Besserung durch Abkühlung, Kneippsche Güsse eignen sich sehr gut.
Atmungsorgane: Kitzelhusten, chronische Heiserkeit. Eitriger Schnupfen, verstopfte Nase. Beim Husten dicker zäher Auswurf. Frische Luft wird verlangt und bessert.
Dosierung: D_6 - D_8 sind genügend. Bei mehr nervlichen Symptomen wirkt D_{30} gut.

Arnica montana — Bergwohlverleih

Vorkommen: in den europäischen Mittel- und Hochgebirgen.
Leitsymptome: Totale körperliche Zerschlagenheit. Anwendung bei Verletzungsfolgen als Wund-, Quetschungs- und Blutungsmittel bei Übermüdung und Überanstrengung. Überempfindliche Reaktion bei Schmerzen. Das Pferd mag sich nicht hinlegen, da der Boden ihm zu

hart erscheint (Angst vor Berührungsschmerzen), es muß sich dauernd bewegen, jedoch tritt dabei gleichzeitig Verschlimmerung durch diese Bewegung ein.
Atmungsorgane: Husten mit blutigem Auswurf. Das Husten ist sehr anstrengend. Es können auch durch den Kopfdruck, ausgelöst durch den anstrengenden Husten, Conjunctivalblutungen am Auge entstehen (Bindehautblutungen).
Dosierung: Arnica wird in allen Potenzen benutzt. Gut für Umschläge in der Ursubstanz im Verhältnis 1:3 mit Wasser verdünnt, d.h. 1 Teil Arnica und 3 Teile Wasser, dazu 1 Teil Apfelessig. Dies ist eine hervorragende Mischung, z.B. bei Stauungsbeinen (angelaufenen Beinen) — auch durch Verletzungsfolgen.

Arsenicum album — Arsenige Säure

Leitsymptome: Fortschreitender Kräfteverlust und Abmagerung. Konstitution ist psorisch. Kollapsneigung durch Herzschwäche. Septisches Fieber, kalter Schweiß, Unruhe, Angst und Todesfurcht. Großer Bewegungsdrang bringt Besserung. Alle Sekrete sind reizend, wundmachend, scharf und faulig stinkend. Brennende Schmerzen, ob akut oder chronisch. Die Sekrete sind meist dünnflüssig. Wärme bringt Besserung, Kälte verschlimmert alles.
Atmungsorgane: Neigung zu Katarrhen bei Verschlimmerung durch Kälte. Fließschnupfen, der scharf brennend und wundmachend ist. Trotz Fließschnupfens eventuell auch Verstopfung in der Nase. Husten meist am Abend nach dem Hinlegen oder kurz nach Mitternacht. Es herrscht sehr große Atemnot mit Pfeifen. Husten ist schlimmer im Freien oder in der kalten Luft. Der Auswurf ist zäh, schleimig, aber auch blutgestreift. Asthma cardiacum (Herzasthma), Pneumonie, (Lungenentzündung) und Pleuritis (Brustfellentzündung) fallen ins Arsenbild. Obwohl das Pferd kälteempfindlich ist, hat es das Bedürfnis nach frischer Luft. Geschlossene Stallungen machen es nervös.
Dosierung: Bei asthmatischen Problemen die höheren Potenzen ab D_{30}. Je weiter man in den nervlichen Bereich kommt, desto höher. Bei den Schnupfen- und Hustenerkrankungen, aber auch bei der Pneumonie in den Potenzen D_6 - D_{12}
Nicht zu häufig therapieren.
1 x täglich bis max. 2 x täglich 1 Gabe und wirken lassen. Geduld ist alles: **Überdosierungen bringen nichts oder machen alles viel schlimmer, daher sensibler Einsatz!**

Arsenicum jodatum — Arsentrijodid

Leitsymptome: Die Sekrete sind wundmachend, scharf und brennend. Das Pferd hat keinen Hunger und neigt zu Durchfall. Es ist ein Drüsenmittel, zur Anwendung bei z.B. Lymphknotenverhärtung und -entzündung, Lymphdrüsentuberkulose. Abmagerung und Schwäche herrschen vor. Das Pferd ist von Unruhe befallen und hat Angstgefühle (man achte auf die Augen). Reizungen und Entzündungen an allen Schleimhäuten sind möglich. Verschlimmerung um Mitternacht. Blähungsabgänge verbessern den Allgemeinzustand etwas.
Atmungsorgane: Die Sekrete aus der Nase sind grün-gelb, wässerig, brennend, wundmachend. Stirnhöhlen, Nasennebenhöhlenkatarrhe sowie Heuschnupfen fallen in den Behandlungsbereich. Da es ein gutes Resorptionsmittel ist, ist es auch sehr nützlich bei der Pleuritis exsudativa (feuchte Brustfellentzündung). Auch die Bronchitis findet hier (bei den richtigen Leitsymptomen) ihren Meister!
Lungenentzündung bei verzögerter Lösung des Schleimes, der sich in der Lunge angesammelt hat.
Dosierung: D_6 als Dilution (Verdünnung).

Badiaga (Spongia fluviatilis) — Süßwasser-Fluß-Schwamm

Vorkommen: In Flüssen Europas und Nordasiens.
Leitsymptome: Drüsenschwellung und Verhärtung. Scharfe Sekrete aus der Nase. Große Zerschlagenheit. Haut und Muskeln sind berührungsempfindlich, Verschlimmerung durch Kälte und kalte Luft.
Atmungsorgane: Heftiger Schnupfen, mehr aus dem linken Nasenloch. Sekrete sind scharf und wundmachend. Sie können dünnflüssig, aber auch schleimig sein. Der Husten ist heftig, wobei der Schleim förmlich herausgeschleudert wird. Das Mittel wird benutzt bei Husten, Bronchitis und Keuchhusten (also sehr hartem, schmerzhaften Husten). Das Pferd hat sehr viel Durst.
Dosierung: Tiefe Potenzen D_3 - D_6 4 x täglich bis stündlich 10 Globuli, je nach akutem Problem. Je akuter desto häufiger.

Barium carbonicum — Bariumkarbonat

Leitsymptome: Ein Hauptmittel bei Arteriosklerose in Verbindung mit hohem Blutdruck. Es zählt zu den psorischen Mitteln. Immer wie-

derkehrende Anginen sowie Drüsenschwellungen und entzündete Schleimhäute. Findet Einsatz bei zurückgebliebenen, zerebralen (vom Hirn ausgehend) Störungen, Stumpfsinn. Rasches Altern durch frühe Vergreisung. Verschlimmerung durch Kälte, Durchzug und naßkaltes Wetter. Große Neigung zu permanenter Erkältung.
Atmungsorgane: Dicke Sekrete aus der Nase, Farbe meist gelb. Blut aus der Nase, Schorfbildung. Der Husten ist hart mit schleimigem Sputum.
Dosierung: Dieses Mittel ist eigentlich mehr zur Stärkung der Widerstandskraft und kommt bei Pferden selten zur Anwendung. Als Konstitutionsmittel werden mittlere und höhere Potenzen benutzt. D_{12} D_{30} D_{200} oder auch LM-Potenzen höchstens 1 x täglich über längere Zeit.

Belladonna — Tollkirsche

Leitsymptome: Übersteigerung aller Sinneseindrücke, da die Tollkirsche eine Pflanze mit starker Hirnreizung ist. Also herrschen Lichtempfindlichkeit, Geschmacksempfindlichkeit und Geräuschempfindlichkeit vor. Fieber geht mit Schweiß einher, was leichter zu ertragen ist, jedoch nicht unbedingt Erleichterung bringt. Die Blutzirkulation ist verstärkt, die Gefäße (besonders Arterien) sind stramm und pulsierend. Starke Kongestion (Blutandrang) zum Kopf. Allgemeine Hitzeempfindung (dampfender Schweiß und dennoch frieren). Schmerzen kommen und gehen schlagartig und sind periodisch, d.h. sie treten immer wieder in bestimmten Zeitabständen auf. Entzündete Körperteile sind besonders berührungsempfindlich. Das Mittel wirkt beidseitig, jedoch sind die Probleme rechts verstärkt.
Allgemeine Verschlimmerung durch direkte Sonneneinwirkung, ebenfalls durch Luftzug, Verschlimmerung gegen Abend und in der Nacht. Verschlimmerung durch Kälte, Niederlegen und Bewegung. Alles scheint in Aufruhr zu sein.
Atmungsorgane: Bei akuten Entzündungen der Nasenschleimhäute haben wir es meist mit katarrhalischer Art, wenig Absonderungen in flüssiger Form, zu tun. Der Kehlkopf fühlt sich trocken an und neigt zur Verkrampfung. Dadurch wird beim Fressen das Schlucken erschwert. Ebenso sind die Hustenanfälle sehr hart, (keuchhustenähnlich), trocken und krampfig. Man hat das Gefühl, das Pferd scheint zu ersticken. Der Schlund zeigt eine stark gerötete Schleimhaut.
Dosierung: Ist das Mittel richtig gewählt, tritt eine Besserung sehr bald ein. Da wir es hier mit akuten Zuständen zu tun haben, ist entsprechend die Potenz tief, D_3 - D_6 sind sehr gut brauchbar. Alle 2

Stunden 10 Tropfen oder 10 Globuli, bis Besserung eintritt. Dann bitte die Zeitabstände vergrößern, z.B. 4 x täglich 15 Tropfen oder 15 Globuli.

Bovista — Bofist

Vorkommen: Der weiße, kugelrunde Pilz ist in ganz Mitteleuropa auf Wiesen zu finden.
Leitsymptome: Blutungen verschiedenster Art, so aus Nase, Uterus, Kapillarblutungen (Feingefäße), Schleimhäute. Verschlimmerung nachts und frühmorgens.
Atmungsorgane: Trockener Husten, Schnupfen mit verstopfter Nase, Nasenbluten.
Dosierung: Ab der D_3 - D_4 nach oben ist alles brauchbar. Dieses Mittel ist selten angezeigt. Ich selber habe es nur einmal eingesetzt.

Bromum

Vorkommen: Überwiegend in Meerespflanzen und Meerwasser.
Leitsymptome: Katarrhalisches Erscheinungsbild der oberen Luftwege. Drüsenschwellungen. Verschlimmerung in geschlossenen Stallungen, bei Wärme und gegen Mitternacht. Besserung an frischer Luft, durch Bewegung und an der Küste. Kälteempfindlichkeit und Erkältungsneigung.
Atmungsorgane: Der Husten ist hart und erstickend. Er verstärkt sich noch durch staubige Luft. In der Luftröhre bildet sich eine Membrane (Haut-Belag), die sich von unten nach oben ausbreitet. Der Schleim kann schlecht abgehustet werden. Die Atmung hört sich pfeifend an. Die Sekrete aus der Nase können verschiedener Natur sein, teils dick und krustig, teils dünnflüssig, auch mit etwas Blut durchsetzt.
Dosierung: Empfehlenswert sind die D_3 - D_6, also Tiefpotenzen. Jedoch hält sich das Mittel schlecht, so daß andere Bromsalze oft vorzuziehen sind, z.B. Ammonium bromatum oder Kalium bromatum.

Bryonia alba — Zaunrübe

Vorkommen: Als Schlingpflanze an Zäunen und Hecken in den meisten Ländern Europas.
Leitsymptome: Alle Schleimhäute können befallen sein. Große Entzündungsschmerzen, die sich bei Ruhe bessern und bei Bewegung verschlimmern, dennoch Bewegungsbedürfnis. Viel Durst auf große Mengen Wasser, das in Pausen getrunken wird. Schleimhäute sind trocken. Warme Räume und Wärme allgemein verschlimmern. Verbesserung durch Kälte und frische Luft. Verschlimmerung durch Störungen und Aufregung, nach dem Essen und morgens. Schweiß und Ausscheidungen verbessern den Zustand.
Atmungsorgane: Die Schleimhäute sind trocken, dennoch kommt Fließschnupfen vor, der sich durch frische Luft bessert. Auch Nasenbluten kann besonders morgens auftreten. Der Husten ist trocken und hart, Schmerzen im Bereich der Luftröhre und des Kehlkopfes treten auf. Verschlimmerung in wärmeren Stallungen. Die Sekrete können mit Blut gemischt sein. Husten, Schnupfen, Lungenentzündung sowie feuchte und trockene Brustfellentzündung kommen in Betracht.
Dosierung: D_2 - D_6 — bewährt hat sich der Wechsel mit Phosphor.

Cactus grandiflorus — Königin der Nacht

Vorkommen: Karibik, inzwischen jedoch auch in Europa kultiviert.
Leitsymptome: Stauungen in allen Körperbereichen. Blutwallungen zum Kopf. Herzschmerzen mit Angstgefühl und Atembeschwerden.
Atmungsorgane: Stauungskatarrhe, Schnupfen, Husten, Bluthusten, Atembeengung.
Dosierung: Im akuten Prozeß D_1 - D_3 alle 2 Stunden 10 Tropfen, sonst 3 bis 4 x täglich 10 - 15 Tropfen.

Calcium carbonicum Hahnemanni — Calcarea carbonica

Vorkommen: Die innere weiße Schicht der Austernschale.
Leitsymptome: Es ist ein Psora-Mittel und wird meist konstitutionell

benutzt. Es herrschen vor: allgemeine Schlappheit, keine Spannkraft. Chronische Schleimhautkatarrhe mit Anschwellung der Schleimhäute. Partielles Schwitzen, z.B. nur der Kopf oder nur der Hals oder nur der Rücken usw., aber auch entsprechend umgekehrt partielles Frieren. Der Schweiß riecht sauer. Verschlimmerung durch Kälte und Nässe.
Atmungsorgane: Chronische Katarrhe, Kälteempfindlichkeit, Katarrhe sind entweder trocken oder schleimig-eitrig bis blutig. Die Nasenschleimhäute sind geschwollen, das Sekret macht die Nüstern wund. Der Kehlkopf schmerzt, der Husten ist hart und trocken. Nachts Verschlimmerung. Tagsüber reichliches Rasseln auf den Bronchien und entsprechend gelber bis grüner Auswurf. Bewährt bei chronischer Bronchitis und Dämpfigkeit.
Dosierung: D_{12} D_{30} und höher. Hier wird der Kalk nicht als Ersatzmittel benutzt, sondern wie bei den Leitsymptomen bereits erwähnt, als Konstitutions- und Umstimmungsmittel.

Calcium phosphoricum — Kalziumphosphat

Leitsymptome: Konstitution psorisch. Jedoch entgegen dem Calcium carbonicum Typ des trägen, plumpen Pferdes entsprechend, hier mehr Gültigkeit für Araber und Vollblüter, also das schlanke, auch hochbeinige Pferd mit zierlichem Knochenbau. Abmagerung und schnelle Erschöpfung, Appetitlosigkeit. Hervorragendes Knochenaufbaumittel. Wirbelsäulenschwäche bei Jungpferden. Konzentrationsmangel. Verschlimmerung der Probleme bei körperlicher Anstrengung, Kälte, Nässe, Durchzug, Wetterwechsel.
Atmungsorgane: Chronische Nasenkatarrhe mit Schleimhautanschwellung, Kehlkopf- und Lungentuberkulose im Anfangsstadium. In kühlen Räumen sind die Sekrete fließend, in warmen Ställen stocken sie, die Nase verstopft. Kitzelhusten, trocken und hart.
Dosierung: D_6 bringt, wenn dieses Mittel bei den entsprechenden Leitsymptomen richtig gewählt wurde, den gewünschten Erfolg.

Calcium sulfuricum — Kalziumsulfat

Leitsymptome: Eiterung jeder Art, sobald der Prozeß eröffnet ist, d.h. der Eiter fließt. (Als Vergleich: Mercurius bei drohender Eiterung, Hepar sulfuris bei reifenden Eiterungen, z.B. Abszessen, Silicea und

Calcium fluoratum bei alten Eiterungen und Fisteln, Myristica als homöopathisches Messer zur Eröffnung von Eiterungsprozessen).
Atmungsorgane: Die Nasenausscheidungen sind entsprechend dick, klumpig-eitrig, schleimig. Der Auswurf ist reichlich.
Dosierung: D_6 4 x täglich 15 Globuli.

Cantharis — Spanische Fliege

Vorkommen: Mittel- und Südeuropa.
Leitsymptome: Heftige Reizerscheinungen an der Haut und Schleimhaut aller Organe sowie Entzündung derselben. Die Schmerzen sind brennend-schneidend, Blasenbildung, Unruhe, Angst. Hauptangriffspunkte sind die Nieren, Harnwege und Blase.
Atmungsorgane: Brennen im Kehlkopf. Trockener, krampfartiger Husten. Großer Durst, jedoch besteht wegen der Schluckschmerzen eine Abneigung gegen Trinken. Sekrete sind klebrig und zäh, schleimig-eitrig oder auch blutig ätzend-scharf. Benutzt wird dieses Mittel auch bei Bronchitis, Pleuritis (Brustfellentzündung).
Dosierung: Meist wird die D_6 oder D_{12} benutzt.

Capsicum — Spanischer Pfeffer

Vorkommen: Die Heimat war Mittelamerika, heute wird spanischer Pfeffer in allen warmen Ländern angebaut.
Leitsymptome: Entzündung der Schleimhäute und Haut mit brennendem Charakter. Verschlimmerung durch Kälte, frische Luft und Bewegung. Beim Husten stinkender Atem. Verschlimmerung morgens; nach dem Trinken Kälteschaudern zu beobachten.
Atmungsorgane: Tiefsitzende Verschleimung, trockener, erschütternder Husten, dabei Gestank aus dem Maul. Atemnot. Stechen in der Brust und im Rückenbereich. Druckempfindlichkeit beim Husten.
Dosierung: D_3 - D_6 oder auch D_{12}

Carbo animalis — Tierkohle

Vorkommen: Carbo animalis wird durch die Verkohlung von Rindleder hergestellt.

Leitsymptome: Allgemeine Erschöpfung bis Kreislaufkollaps. Drüsenschwellungen und -verhärtungen. Vereiterungen mit stinkenden Sekreten. Wirkung auf alle Schleimhäute. Allgemeine Neigung zur Geschwürbildung mit septischer Veranlagung (Sepsis: Blutvergiftung oder bakterielle Allgemeininfektion). Blähungen und Gärungen. Alle Absonderungen sind brennend. Verschlimmerung durch Kälte. Es zählt zu den psorischen Mitteln.
Atmungsorgane: Erstickungsgefühl. Der Schleim in der Brust hört sich wie ein lockeres Rasseln an, ist jedoch schwer löslich. Der Auswurf ist übelriechend. Dieses Mittel ist bei richtigen Leitsymptomen auch bei Dämpfigkeit brauchbar, um den Schleim loszuwerden.
Dosierung: D_4, D_6

Carbo vegetabilis — Holzkohle

Die Holzkohle wird aus verkohltem Birken- und Buchenholz hergestellt.
Leitsymptome: Im Großen und Ganzen wie bei Carbo animalis. Jedoch hat die Tierkohle eine verstärkte Wirkung auf die Lymphdrüsen. Aber auch hier herrscht große Schwäche vor. Verlangen nach frischer Luft, d.h. das Pferd fühlt sich dann etwas besser. Schwüle Luft verschlimmert. Kalter Atem und kalter Schweiß deuten auch auf Kollapsgefahr hin. Die Absonderungen an den Schleimhäuten sind ebenfalls scharf und stinkend. Viele Blähungen und Gärungen wie bei Carbo animalis sind vorhanden. Blähungsabgang verbessert die Probleme. Achten Sie dabei auf das Futter, da Neigung zur Kolik. Neigung zu septischen Prozessen.
Atmungsorgane: Erkältungshusten, auch chronisch. Abends und nachts Verschlimmerung. Stock- und Fließschnupfen können vorhanden sein. Feuchte, warme Luft und trockene Kälte verschlimmern. Neigung zu passiven Blutungen. Verlangen nach frischer Luft. Rasseln und Pfeifgeräusche. Angezeigt sind Kehlkopf - Bronchial - Stauungskatarrhe der Bronchien. Bronchiektasen (Erweiterung der Bronchien) sowie **Dämpfigkeit.**
Dosierung: D_{30} und höher, 1 bis 2 x täglich 15 Globuli oder 1 ccm.

Causticum

Vorkommen: Causticum wird hergestellt aus frisch gebranntem Kalk von Marmor sowie doppelsaurem, schwefelsaurem Kalium.

Leitsymptome: Das Arzneibild hat große Ähnlichkeit mit Kalium carbonicum und den Ammoniaksalzen.
Die Konstitution ist psorisch. Aber auch rheumatische Konstitution ist angezeigt. Die Wirkung geht von Lähmung bis Krämpfen. Zu dem Wirkungsbereich von Causticum gehören intensiver die chronischen Leiden, die sich langsam, aber stetig weiterentwickeln und eben zu solchen Schwächen, Lähmungserscheinungen oder Krämpfen führen. Die Schmerzen sind meist brennend. Der Husten tritt im Moment der Ausatmung auf. Verschlimmerung sind durch Kälte und Zugluft zu erwarten. Eine Besserung ist bei feuchtem Wetter festzustellen.
Atmungsorgane: Folgen von Erkältung und starken Katarrhen. Husten tritt, wie erwähnt, bei der Ausatmung auf. Sputum kann nicht herausgebracht werden. Der Husten ist krampfhaft und hart. Atemnot, als wenn die Luftröhre zusammengeschnürt wird. Aus der Nase kann flüssiges Sekret kommen, sie kann auch ganz verstopft sein. Lähmung der Stimmbänder. Beim Abhusten kann wegen des erschütternden Drucks Harn wegspritzen.
Dosierung: D_{12} bei akuten Erkältungsproblemen. 3 x täglich 1 Dosis. Kommt es zu Lähmungserscheinungen, die Potenz bis auf D_{30} erhöhen. 1 Gabe verabreichen und abwarten, welche Veränderungen auftreten. Danach erst wieder 1 Gabe geben. Das kann ein bis anderthalb Wochen dauern. Geduld ist auch hier erste Bürgerpflicht!

Chamomilla — Kamille

Vorkommen: Europa und Asien.
Leitsymptome: Diese Pferde sind mit Vorsicht zu behandeln, da sie ungeduldig, reizbar und auch ärgerlich sein können. Es herrscht eine Überempfindlichkeit gegen alle Sinneseindrücke, einhergehend mit Schmerzen, vor. Diese Schmerzen können rasend machen. Fohlen wollen ungern laufen! Am liebsten wollen sie getragen werden. Wärme verschlimmert. Am Abend und nachts wird der Zustand schlechter.
Atmungsorgane: Schnupfenmittel für Fohlen in den ersten Monaten. Ansonsten Überempfindlichkeit des Geruchssinnes, Erkältungsschnupfen, chronische Katarrhe, die im Winter immer wieder vorkommen. Hustenanfälle nach Aufregung.

Chelidonium — Schöllkraut

Vorkommen: Europa
Leitsymptome: Es gehört zu den Leber- und Gallenmitteln. Es ist ein rechts wirkendes Mittel. Wenn Bronchitis, Grippe, Pneumonie oder Bronchialasthma in Verbindung mit einer Lebererkrankung vorhanden sind, dann sollten Sie an Chelidonium denken.
Atmungsorgane: Fließ- oder Stockschnupfen. Erschwertes Atmen, dabei Angstgefühl. Der Husten ist trocken und krampfhaft. Schmerzen hinter den Schulterblättern, wenig Auswurf, trotzdem Schleimrasseln.
Dosierung: D_1 - D_6, 3 x täglich 15 Globuli oder 15 Tropfen.

China — Chinabaum

Vorkommen: Westlicher Teil Südamerikas, Indien und Java. Verwertet wird die Rinde des Chinabaumes.
Leitsymptome: Große Schwäche und Hinfälligkeit, starke Schweißneigung. Alle Sinnesorgane sind überreizt, nervöse Überempfindlichkeit. Benutzbar bei Folgen von Blut-, Samen-, Eiterverlust, Durchfall und Schweiß. Druckschmerzempfindlichkeit, Berührung ruft Schmerzen hervor. Dagegen lindert fester Druck, z.B. Binde. Alle Beschwerden sind periodisch zur selben Uhrzeit oder auch in Tagesabständen wiederkehrend. Verschlimmerung durch Kälte, Feuchtigkeit, Berührung, nachts. Besserung durch Wärme, warme Stallungen und Druck. Ruhe und Fressen kräftigen den China-Patienten nicht.
Atmungsorgane: Kälte und Luftzugempfindlichkeit. Verstärkte Geruchsempfindlichkeit, Atemnot, da starke Verschleimung, Schleimrasseln. Anfächeln wird als angenehm empfunden. Der Husten ist krampfhaft und wird nachts und bei Kälte schlimmer. Der Schnupfen ist wässerig. Weitere Probleme können sein: Bronchitis, Bronchialasthma, Pleuritis (Brustfellentzündung). Alles selbstverständlich unter den genannten Leitsymptomen.
Dosierung: D_3 - D_6

Chininum arsenicosum — Chininarsenit

Leitsymptome: Kräftigungs- und Rekonvaleszenzmittel. (Rekonvaleszent - Genesender). Kräftigungsmittel bei Blutarmut, nach schweren Krankheiten. Fiebermittel gegen hektisches Fieber, septisches und Wechselfieber (Fieber schwankt sehr, was stark Herz- und Kreislauf-

belastend ist). Fieber mit zunehmender Schwäche. Zunehmende Eiterungen. Bei starken septischen Prozessen ist dieses Mittel hervorragend im Wechsel mit Lachesis, aber auch Pyrogenium, zu gebrauchen.
Dosierung: D_3 - D_6

Cistus canadensis — Sonnenröschen-Frostkraut

Vorkommen: Nordamerika.
Leitsymptome: Große Kälteempfindlichkeit; tiefgreifendes Lymphmittel: Lymphdrüsenschwellungen; Nasen-Rachenkatarrhe.
Atmungsorgane: Kalte Einatmungsluft bringt Erkältung. Die Schleimhaut ist trocken, die Lymphdrüsen sind geschwollen. Abszesse und Fisteln können sich bilden. Besserung durch Nahrungs- und Flüssigkeitsaufnahme.
Dosierung: D_6 — 4 x täglich 1 ccm oder 15 Globuli.

Cocculus — Anamirta Cocculus

Vorkommen: Vorderindien, Ceylon, malayisches Archipel. Es ist eine Schlingpflanze, deren reife, getrocknete Früchte verarbeitet werden.
Leitsymptome: Der Hauptangriffspunkt ist das Nervensystem. Die Pferde sind nervöse, überempfindliche oder auch überreizte Patienten! Hier ist Vorsicht geboten! Schwindelgefühle; Gefühl von Schwäche, Zittern mit Erschöpfung. Neigung zu kalten Schweißen. Verschlimmerung durch Fahren auf dem Pferdetransporter, Schiff oder auch Flugzeug. Verschlimmerung durch Fressen und Trinken; Lärm, frische, kalte oder warme Luft. Seitenwechsel der Beschwerden. Dies bedeutet, die Beschwerden können von rechts nach links wechseln und umgekehrt.
Atmungsorgane: Fast alle Probleme haben nervöse Ursachen. Der Schnupfen ist wechselnd mal links, mal rechts. Reizhusten. Verschlimmerung nachts.
Dosierung: D_6 und höher.

Coccus cacti — Cochenilleläuse

Vorkommen: Schildlausart, die auf Kakteen in Mexiko lebt.
Leitsymptome: Reizung der Harnorgane, Nierenbeckenentzündung, Blasenentzündung, Nierensteinleiden. Ferner Keuchhusten, Asth-

ma. Husten mit fadenziehendem Auswurf. Die Hustenanfälle sind periodisch. Der Urin ist sauer mit rotem, sandigen Satz. Verschlimmerung durch Bewegung, morgens sowie durch Wärme. Besserung in Ruhe, kühler Luft und durch das Trinken von kaltem Wasser.
Atmungsorgane: Husten mit zähem, fadenziehendem Schleim; Zusammenschnüren des Halses, dadurch Atembeschwerden, asthmatische Beschwerden. Besserung des Hustens durch kühle Luft, kaltes Wasser. Verschlimmerung morgens früh und durch Wärme.
Dosierung: Tiefpotenz D_2 - D_4

Colchicum — Herbstzeitlose

Leitsymptome: Rheumatisch-gichtige Entzündungen an allen Gelenken möglich. Körperschwäche, Mattigkeit und Zittern der Glieder. Freßunlust; Blähungen mit Koliken sind möglich. Verschlimmerung durch helles Licht, Geräusche, Kälte und Nässe. Verschlimmerung die ganze Nacht vom Abend bis zum Morgen. Besserung durch Wärme und Ruhe.
Atmungsorgane: Kitzelhusten.
Dosierung: D_4 - D_6

Conium — Gefleckter Schierling

Vorkommen: Europa und Asien.
Leitsymptome: Folgen von Stoß, Druck (Tumorbildung), Schlag. Schwindel beim Seitwärtsdrehen des Kopfes und beim Drehen um die eigene Achse. Schwäche oder Krämpfe, die zum Niederlegen zwingen. Koordinationsstörungen bei der Bewegung. Verschlimmerung nachts und morgens nach dem Aufstehen. Verschlimmerung nach jedem Schlaf. Verschlimmerung durch Kälte. Drüsentumore und Drüsengeschwulste sind hart, schmerzen und können einen bösartigen Verlauf nehmen.
Atmungsorgane: Kitzelhusten, Grippehusten, starke Schleimabsonderung. Verschlimmerung nachts und im Liegen. Der sich lösende Schleim kann nicht herausgebracht werden und wird geschluckt. Asthmatische Beschwerden besonders bei älteren Pferden. Neigung zu Dämpfigkeit und Behandlung derselben bei richtigen Leitsymptomen. Ferner kommen in Betracht: Bronchitis, Keuchhusten (krampfhafter harter Husten mit Luftnot und Schmerzen) sowie Lungentuberkulose.
Dosierung: Bei Drüsentumoren ist die Tiefpotenz D_2 richtig, ansonsten D_3 - D_6

Corallium rubrum — Edelkoralle

Vorkommen: Rotes Meer und Mittelmeer.
Leitsymptome: Die Hauptrichtung des Mittels geht auf den Nasen-Rachenraum sowie auf die Luftröhre. Es zählt zu den psorischen Mitteln. Der Husten hört sich an, als ob die einzelnen Hustensalven ineinander übergehen würden — fast wie ein Dauerton. Der Husten fängt schlagartig an und ist von krampfartiger Natur.
Atmungsorgane: Chronischer Schnupfen mit Eiterung und auch Blutung aus den Nüstern. Nasennebenhöhlenentzündung mit viel Schleim, der zäh in den Rachenraum läuft. Dies wiederum zwingt zum Husten. Es kommt zu absteigenden Infektionen (von den Nebenhöhlen zu den Bronchien). Keuchhustenähnliche Anfälle besonders nachts und bei kalter Luft. Auch die Luftröhre ist kälteempfindlich, das kann Reizhusten auslösen. Stakkato-Husten mit anschließender großer Erschöpfung.
Dosierung: Tiefpotenz D_3, 3 - 4 x täglich eine Gabe von 15 bis 20 Tropfen.

Croton tiglium — Purgierbaum

Vorkommen: Ostindien und tropischer Teil Asiens.
Leitsymptome: Durchfall. Man nennt dies auch Hydrantenstuhl, der mit Gewalt entleert wird. Die Farbe ist leicht gelblich. Fressen und Trinken verschlechtern. Auf der Haut bilden sich unzählige Bläschen. Dazu kommt Husten, wobei sich Husten, Bläschen und Durchfall abwechseln können. Bei dieser Symptomlage sollten Sie nicht zögern, Croton tiglium einzusetzen.
Atmungsorgane: Husten mit Schleimansammlung. **Äußerlich** können Sie auch Croton-Öl am Kehlkopf bei Husten **einreiben.** Bitte nicht zu dick! Dieses Öl dürfen Sie jedoch **nicht eingeben,** sondern nur **zur äußerlichen Anwendung benutzen.**
Dosierung: D_6 oder D_{12}, 3 x täglich 10 Tropfen.

Cuprum aceticum — Cuprum metallicum

Leitsymptome: Krämpfe aller Art. Krampfschmerzen einzelner Muskelgruppen, Ausstrahlungen in andere Bezirke: Muskelzittern; Ner-

venmittel: daher auch bei hochgradiger Erregung, Unruhe, Rastlosigkeit mit Neigung zu Krämpfen. Entsprechend ist der Husten hart, krampfig, Luftmangel. Auftretende Koliken stammen weniger von falscher Ernährung als vielmehr von neurologischen Ursachen und Schwächen. Verschlimmerung durch Kälte, Hitze, nachts und durch Erschrecken. Allgemeine Besserung durch Trinken von kaltem Wasser. Folgen von körperlicher Überforderung und Erschöpfung.
Atmungsorgane: Krampfhusten mit Erstickungsanfällen. Wie erwähnt, bessert kaltes Trinken. Verschlimmerung zwischen 23.00 Uhr und nach Mitternacht. Beim Atmen Schleimrasseln; der Auswurf ist zäh und kann auch mit etwas Blut vermischt sein.
Dosierung: D_8 - D_{30} 1 x täglich 1 Gabe.

Cyclamen — Alpenveilchen

Vorkommen: Mittel- und Südeuropa.
Leitsymptome: Eigentlich ist dies mehr ein Mittel für Stuten. Die Hauptsymptome liegen im Bereich des weiblichen Organismus. So kann die Rosse entweder zu früh, oder aber auch zu spät kommen. Es unterscheidet sich hier von Pulsatilla dadurch, daß Cyclamen Wärme verlangt und durch Kälte eine Verschlechterung eintritt. Großer Durst! Pulsatilla hat Verschlimmerung durch Wärme. Bewegung verbessert die Probleme. Es kann Fließschnupfen oder zäher gelber Schleim vorhanden sein.
Atmungsorgane: Neigung zu Erkältung, Katarrhrezidiven (Katarrhwiederholungen). Fließschnupfen, Verschlimmerung morgens.
Dosierung: D_6 - D_{12} und höher.

Dioscorea villosa — Yam-Wurzel

Vorkommen: Kletterstrauch, der in Nordamerika heimisch ist.
Leitsymptome: Krampfartige Schmerzen, die oft die Stelle wechseln und nach allen Richtungen ausstrahlen. Nabelkoliken! Eines meiner besten Kolikmittel bei Pferden. Besserung durch Bewegung. Colocynthis hat Besserung durch Druck — das Pferd tritt nach dem Bauch, als möchte es den Schmerz wegtreten oder wegdrücken. Der Schmerz von Dioscorea ist konstanter mit zeitweilig krampfartiger Verschlimmerung. Colocynthis hat einschießende Schmerzen mit Krampfpausen. Ebenso Belladonna, jedoch nicht so intensiv im Schmerz.

Atmungsorgane: Hustenreiz, Kehlkopfreizung; morgens Verschlimmerung. Der Husten hört sich trocken an. Morgens reichlich Auswurf! Dieser sieht schaumig oder blutig aus.
Dosierung: Tiefe Potenzen, wenn Schwäche und Erschöpfung vorausgehen. Hohe Verdünnungen (D_{30}) habe ich mit 1 Gabe täglich bei Koliken benutzt.

Drosera — Sonnentau

Vorkommen: Asien, Europa, Nordamerika.
Leitsymptome: Heiserkeit, Husten, trocken, hohl klingend bis bellend, hart. Der Schleim ist zäh und kaum lösbar. Verschlimmerung nachts, nach Mitternacht und gegen Morgen.
Atmungsorgane: Fließschnupfen, starke katarrhalische Erscheinungen, Entzündungen der Nasenschleimhaut. Der Auswurf ist mit Eiter und Blut gemischt. Keuchhusten.
Dosierung: D_3 - D_6

Dulcamara — Bittersüß

Vorkommen: Europa, China, Indien und der Norden Afrikas.
Leitsymptome: Konstitution ist psorisch. Es ist ein Mittel für Folgen einer Durchnässung, aber auch von Kälte, besonders im Sommer bei naßkaltem Wetter und entsprechendem Wetterwechsel. Verschlimmerung nachts, Verschlimmerung durch unterdrückte Ausscheidungen. Besserung durch Wärme und Bewegung.
Atmungsorgane: Schnupfen, Erkältung, Bronchitis, Bronchialasthma mit viel Atemnot und Rasseln auf den Bronchien. Auswurf ist zäh. Meist werden die Probleme, wie erwähnt, durch Nässe hervorgerufen.
Dosierung: D_2 - D_6 im akuten Zustand, 4 x täglich 1 1/2 ccm oder alle 2 Stunden 1 ccm. Im chronischen Zustand D_{12} oder D_{30} 2 x täglich.

Elaps corallinus — Korallenschlange

Vorkommen: Südamerika
Leitsymptome: Neigung zu septischen Prozessen. Kälteempfindlich. Verschlimmerung am Morgen und durch Kälte.

Atmungsorgane: Ozeana (Stinknase), Rhinitis mit Krustenbildung, Verstopfung der Nase. Trockene Hustenanfälle, die mit dem Auswurf von dunkelklumpigem Blut enden. Gefühl des Eingeschnürtseins des Brustkorbes. Soll Verwendung bei Lungentuberkulose mit Blutungen aus der Lunge, Bronchitis und Lungenembolie finden.
Dosierung: D_{12} - D_{30} — 1 x täglich eine Gabe von 10 Tropfen.

Eupatorium perfoliatum — Wasserhanf

Vorkommen: Nordamerika
Leitsymptome: Gliederschmerzen und Zerschlagenheitsgefühl am ganzen Körper. Hervorragendes Grippemittel. Das Fieber ist periodisch. Trockenheitsgefühl, deswegen viel Durst. Verschlimmerung durch Bewegung und feuchtes Wetter. Der Husten ist sehr schmerzhaft. Verschlimmerung gegen Morgen.
Atmungsorgane: Quälender Reizhusten, schmerzhaft bis in die Bronchien. Grippekatarrhe mit Fließschnupfen. Trockenheitsgefühl aller betroffenen Schleimhäute. Viel Durst, Fieber.
Dosierung: D_3 - D_6

Euphorbium — Gummiharz der Euphorbia resinfera — Wolfsmilch

Vorkommen: Nordamerika
Leitsymptome: Haut- und Schleimhautreizend. Trockenheitsempfinden in der Nase; trotzdem sekretreicher Fließschnupfen. Starkes Juck- und Brenngefühl. Verschlimmerung nachts in Ruhe. Besserung in der Bewegung. Bläschenausschläge. Bei Herpes zoster beseitigt dieses Mittel hervorragend den Brennschmerz.
Atmungsorgane: Fließschnupfen mit starkem Juckreiz in der Nase oder auch Brennen. Das Sekret ist dünn — schleimig — scharf. Der Husten ist kurz, hohl klingend und hart.
Dosierung: D_6 - D_{12} — nicht tiefer in der Potenz behandeln, da starke Reize entstehen.

Euphrasia officinalis — Augentrost

Vorkommen: Europa, Asien, Nordamerika
Leitsymptome: Ein Volksmittel. Wird empfohlen bei Heiserkeit, Husten mit zähem Auswurf, Schnupfen mit Stirnkopfschmerz, katarrhalische Entzündungen der Augen. Magen und Zwölffingerdarmgeschwüre und sogar bei Arthrosen teilweise sehr wirksam. Verschlimmerung nachts 3.00 Uhr und morgens. Besserung abends. Besserung der Magen- und Darmbeschwerden durch Essen und Trinken. Bewegung bessert Schmerzen der Extremitäten. Das Mittel hat in Beziehung zwischen Nase und Auge umgekehrtes Verhalten wie Cepa allium. Bei Cepa allium ist die Nasensekretion brennend scharf und das Tränen der Augen milde, bei Euphrasia off. sind die Tränen scharf und brennend und die Nasensekretion milde.
Atmungsorgane: Nasenkatarrh akut und chronisch, Lichtscheuheit und Fließschnupfen. Husten durch Kitzel, schwer zu lösender Schleim, mehr am Tage. Atemnot beim Husten.
Dosierung: D_3 - D_6

Ferrum metallicum — metallisches Eisen

Leitsymptome: Anämien, Rekonvaleszentenmittel, Mittel für Stuten. Unregelmäßige Blutzirkulation. Weder Hitze noch Kälte werden ertragen. Viel Durst. Schmerzen der Extremitäten (Beine) werden schlimmer in der Ruhe und bessern sich durch Bewegung. Insgesamt blutarm, leicht reizbar und nervös, aber auch mager, grazil und schwächlich. Bedürfnis, sich hinzulegen. Trotzdem Verschlimmerung in der Ruhe. Schmerzen hauptsächlich im linken Schulterbereich, muskulär.
Atmungsorgane: Trockener Reizhusten, Atemnot, akute Katarrhe aus der Nase, die wässerig sind. Bewegung verschlechtert den Husten. Auswurf schleimig mit Blutspuren.
Dosierung: D_6 - D_{12}

Ferrum phosphoricum — Eisenphosphat

Leitsymptome: Hervorragendes Fiebermittel im akuten und subakuten Stadium. Es kann bei septischem Fieber ebenso benutzt werden wie bei Erkältungen, rheumatischem Fieber, Fieber durch Unfälle (Verletzungen) oder nach Operationen. Es hat den großen Unterschied zum Aconitum-Patienten, der voller Angst und Unruhe ist. Der Puls fühlt sich weniger gespannt, sondern eher weich an. Verschlimmerung bei Kälte, nachts und bei Bewegung.
Atmungsorgane: Akuter Fließschnupfen, Kehlkopf- und Luftröhrenkatarrh, Lungen- und Rippenfellentzündung, grippale Infekte. Bluthusten.
Dosierung: D_3 - D_{12}

Gelsemium — wilder Jasmin

Vorkommen: Gelsemium sempervirens ist eine meterlange Schlingpflanze, wächst an Flußufern und ist in Nord- und Mittelamerika zu Hause.
Leitsymptome: Schmerzen des ganzen Körpers mit Lähmigkeit in den Muskeln. Zittern und Muskelschwäche. Fiebrige Grippalinfekte mit Taumeln, Schläfrigkeit, Kopfkongestionen (arterielle Überfüllung des Kopfes mit Entzündungsreizen). Verschlimmerung durch Schreck, Angst und Erregung. Verschlimmerung durch Hitze, Sonnendirektbestrahlung, Bewegung und feuchtwarmes Wetter.
Atmungsorgane: Erkältungsschnupfen im ersten Stadium mit Gliederschmerzen und Fieber. Besonders angezeigt bei feucht-warmem Wetter oder Föhn. Sekrete sind wundmachend und dünn. Der Husten ist hart und trocken. Alle Katarrhe, auch Rachen- oder Stirnhöhlenkatarrh sind im akuten Erststadium.
Dosierung: Tiefpotenzen D_3 - D_6. Ist das Pferd ein sehr nervöses, reizbares Tier, so sollte man die Dosis bis D_{30} nehmen. Jedoch nicht zuviel geben. Denken Sie bitte immer daran: **Je höher** die Potenz ist, **desto weniger** an Tropfen oder Globuli.

Graphites — Reißblei

Vorkommen: In der Natur. Enthält außer Graphit noch Kieselsäure, Eisen, Kalk und Mangan.
Leitsymptome: Konstitution ist psorisch. Es wird keine Kälte ertragen. Es sind frostige Naturen. Großes Hautmittel, wenn die Haut trocken, schrundig, rissig ist oder scharfe klebrige Sekrete, honiggelb und übelriechend. Die Pferdeäpfel sind fest, mit Schleimanteilen durchsetzt. Erkältung bei Zugluft mit katarrhalischen Symptomen der Augen, Nasen und auch der Ohren ist möglich. Viel Blähungen, die sehr übelriechend sind.
Atmungsorgane: Chronischer Schnupfen, schrundig und verstopft, oder das Gegenteil Fließschnupfen. Große Kälteempfindlichkeit. Alles riecht für das Tier verbrannt, das macht es nervös.
Dosierung: D_{30} — manchmal sind noch höhere Potenzen erforderlich, z.B. bei Hautleiden.

Hepar sulfuris calcareum — Kalkschwefelleber

Leitsymptome: Große Schmerzüberempfindlichkeit, Kälteempfindlichkeit. Sehr empfindliche Pferde, die sich beim kleinsten Luftzug erkälten. Berührungsschmerz der kranken Teile. Überall Neigung zur Vereiterung, jede Verletzung beginnt zu eitern. Katarrhe haben dicke, gelbe Absonderungen. Splitterschmerzempfinden an den eiternden Stellen. Viel Schweißabsonderungen, die sauer und übel riechen, jedoch dem Körper keine Erleichterung bringen. Verschlimmerung durch Kälte, trockene Winde, kalte Umschläge. Besserung durch Feuchtigkeit. Verschlimmerung nachts und in den Morgenstunden. Besserung in warmen Stallungen, warme Umschläge.
Atmungsorgane: wärmebedürftige Entzündungen mit Schwellung der Schleimhäute. Rezidivneigung nach jeder Erkältung. Große Neigung zu Husten, sobald auch nur ein Körperteil der Kälte ausgesetzt ist. Kehlkopfkatarrhe, Nasennebenhöhlenkatarrhe, Bronchialkatarrhe, Lungenentzündungen, Kurzatmigkeit. Auswurf gelb und dick schleimig.
Dosierung: Zur Reifung von Eiterungsprozessen sind die Tiefpotenzen angezeigt D_3 - D_6 maximal. Wollen Sie einen Eiterungsprozeß verhüten, so müssen Sie zu höheren Potenzen greifen. D_{12} - D_{30}
Bei den Tiefpotenzen kann es leicht zu Magenverstimmungen kommen, besonders bei den Verreibungen D_1 - D_3

Hydrastis canadensis — Kanadische Gelbwurz

Vorkommen: Kanada, Osten der Vereinigten Staaten von Amerika.
Leitsymptome: Hauptangriffspunkt dieses Mittels sind alle Schleimhäute des Körpers. Es ist ein tiefgreifendes Schleimhautmittel. Die Absonderungen sind dick, weiß oder gelb, fadenziehend zäh oder können auch blutig sein. Verschlimmerung bei Kälte. Die Konstitution ist psorisch. Allgemeiner Kräfteverfall, insbesondere bei Magen- und Darmkatarrhen. Dieses Mittel hat ebenfalls eine ausgeprägte Leberwirkung. Verstopfung mit Schleimanteilen.
Atmungsorgane: Chronische Katarrhe der Nase mit dicken Schleimabsonderungen. Der Schleim läuft förmlich in den Rachen hinunter und ist im Rachenbereich zäh. Die Farbe ist weiß, meist aber gelb, also eitrig. Bei Nasennebenhöhlenvereiterung mit Ozeana (stinkendem Ausfluß aus der Nase) sehr bewährt.
Dosierung: D_3 3 x täglich eine Gabe, aber es helfen auch die D_6 - D_{12}

Hyoscyamus — Bilsenkraut

Vorkommen: Europa, Nord- und Mittelasien
Leitsymptome: Starke Erregung des Zentralnervensystems, große Unruhe; Krämpfe der willkürlichen Muskulatur (z.B. Beinmuskeln) und der unwillkürlichen Muskulatur (z.B. Darmmuskulatur). Gehirnerschöpfung und als Folge davon Lähmungserscheinungen. Krampfartiger Husten, Verschlimmerung nachts. Unwillkürlicher Harnabgang; Verschlimmerung aller Symptome beim Hinlegen, Zittern.
Atmungsorgane: Kitzelhusten, krampfartig; hört sich trocken an. Verschlimmerung nachts beim Hinlegen; Besserung durch Stehen. Die Atmung ist mit Rasselgeräuschen verbunden. Dies bedeutet, daß im Atmungstrakt viel Schleim vorhanden ist. Weitere Verschlimmerung durch Fressen und Trinken.
Dosierung: D_3 bei Kitzelhusten, D_6 und höher bei Muskelkrämpfen.

Ignatia — Strachnos Ignatii — Ignazbohne

Vorkommen: Philippinen, giftiger Kletterstrauch. Verarbeitet wird der giftige Samen.

Leitsymptome: Die Pferde haben ein trauriges, wehleidiges Aussehen, können sich aber im nächsten Moment völlig konträr verhalten. Es herrscht also ein extremer Wechsel im Verhalten. Stete Kampfbereitschaft, aber auch Ausbrüche zu hysterisch zickigem Verhalten sind festzustellen. Paradoxe Erscheinungsbilder. So legt sich das Pferd auf die Seite, die ihm schmerzt; wenn der Hals weh tut und entzündet ist, frißt es vermehrt, da Schlucken die Halsschmerzen bessert. Jedoch die feine leichte Berührung kann es an den Schmerzstellen nicht vertragen. Allgemeine Verschlimmerung am Morgen und durch kalte Luft. Eine weitere paradoxe Erscheinung ist: bei Fieber friert das Pferd und hat Durst. Ist es aber im Hitzestadium, hat es keinen Durst.

Atmungsorgane: Krampfhusten mit Kitzel im Bereich des Kehlkopfes. Je mehr Husten, desto größer sind die Reizerscheinungen. Erschwerte Einatmung, Atemnot. Verschlimmerung am Abend und in der Nacht sowie im Liegen. Zusammengefaßt: Nervöser Reizhusten und Bronchialasthma mit krampfartigen Zuständen.
Dosierung: D_{30} — täglich eine Gabe.

Ipecacuanha — Brechwurzel

Vorkommen: Urwald Brasiliens
Leitsymptome: Pferd frißt nicht, da es sich im Magenbereich schlecht fühlt. Krampfartige Asthmaanfälle. Starke Schleimansammlungen. Die Beschwerden sind periodisch, sie kommen jeden 2. Tag wieder. Alle Blutungen sind hellrot und stoßweise. Verschlimmerung bei Bewegung, Feuchtigkeit, abends und nachts, starke Kälte oder auch starke Wärme.
Atmungsorgane: Heuschnupfen, wässeriger Schnupfen, Nasenbluten (hellrotes Blut). Der Husten ist trocken mit sehr viel Schleim und Schleimrasseln. Erstickender Husten. Das Pferd bekommt kaum Luft. Der Husten ist kraftlos und fast ununterbrochen. Asthmatische Anfälle mit Erstickungsgefühl. Bluthusten. Verschlimmerung durch feuchtes und warmes Wetter. Aber auch naßkaltes Wetter wird nicht vertragen.
Dosierung: D_2 - D_6
Löst sich der Schleim schwer, mehr in die tieferen Potenzen gehen.

Jodum — Jod

Leitsymptome: Stoffwechselbeschleunigung und Abmagerung trotz guten Hungers und Durst. Fieber mit Hitze, Unruhe und Nervosität. Frische Luft ist gefragt, auch Bewegung. Aber es kann auch genau umgekehrt sein. Frieren, kalte Schweiße und frostiges Empfinden. Warmlaufen bessert den Zustand etwas. Verschlimmerung durch warme Räume, Sonne — heißes Wetter. Verschlimmerung in der Box durch wenig Bewegung. Besserung durch Bewegung und durch Fressen. Die Sekrete sind scharf. Drüsenschwellungen und Verhärtungen.

Atmungsorgane: Akuter Fließschnupfen mit scharfem Sekret, das sehr wundmachend ist. Oder es herrscht ein im chronischen Zustand stockender Schnupfen vor. Stirnhöhlenkatarrhe mit Druckschmerz auf das Nasenbein. Katarrhalische Entzündung des Rachens, der Bronchien oder auch des Kehlkopfes sind möglich. Der Husten ist trocken und hart. Es herrscht Atemnot. Der Auswurf ist entweder schwer löslich und zäh oder aber schaumig, leicht löslich. Die Farbe geht bis ins rot-blutige. Es herrschen bei großer Atemnot Angstzustände, z.B. bei nächtlichen asthmatischen Anfällen. Lungenentzündung und Dämpfigkeit gehören ebenfalls in den Behandlungsbereich von Jod bei richtiger Indikation. Aber auch Rippenfellentzündung und Lungentuberkulose sind in dem breiten Therapiefeld vertreten.

Dosierung: D_4 - D_6, 4 x täglich eine Gabe von 10 Tropfen bei akuten Prozessen. Ansonsten 1 bis 2 x täglich und das Mittel wirken lassen.

Kalium arsenicosum — Kaliumarsenit

Dieses Mittel gilt mehr als Herztonikum. Es ist sicher im chronischen Zustand besser einsetzbar als im akuten, da die Herzbeschwerden nach längerer Bronchitis, Husten oder auch Dämpfigkeit entstehen können. Es kommt dann zu einer sogenannten Herzhypertrophie (Herzmuskelvergrößerung — jedoch Leistungsschwäche) mit Atembeschwerden und Anschwellung der Beine.

Dies entsteht durch die chronische, langzeitliche Toxinbelastung genannter Entzündungen. Die Toxine wandern über das Blut zum Herzmuskel und entzünden diesen (Myokarditis). Ein entzündeter Herzmuskel kann natürlich nicht leistungsfähig sein. Hat das Pferd nun zu allem Übel auch noch ein Nierenleiden chronischer Art, so wird dieses Mittel immer ein gutes Herztonikum darstellen und die ganzen genannten Probleme lindern oder positiv beeinflussen.

Dosierung: D_3 oder D_4, über längere Zeit 3 x tägl. 10 Tropfen eingeben.

Kalium bichromicum — Kaliumdichromat

Leitsymptome: Zähe Schleimabsonderung. Der Schleim ist fadenziehend, gelb bis grün und auch blutgestreift. Das Pferd ist kälteempfindlich und erkältet sich leicht. Verschlimmerungen treten auf durch heißes Wetter, nachts sowie gegen Morgen 3.00 bis 5.00 Uhr und bei trockener Luft.
Atmungsorgane: Fortschreitende Entzündungen. Es fängt wässerig an und steigert sich über dickschleimig, eitrig gelb, fadenziehend mit Blutstreifen. Die Absonderungen können zäh wie Gummi sein. Die Nase kann wund werden. Es können sich Schleimhautgeschwüre bilden. Die Nasenwurzel ist druckschmerzempfindlich und kann sogar verstopft sein. Der Husten ist hart, klingt hohl und bellend. Der Schleim ist schwer löslich. Insgesamt gesehen ist dieses Mittel ein tiefgreifendes Schleimhautmittel, das bei akuten und chronischen Nasenkatarrhen, Schleimhautgeschwüren, Nasennebenhöhlenkatarrhen, Kehlkopf- und Bronchialkatarrhen und Dämpfigkeit einsetzbar ist, sobald die Leitsymptome stimmen.
Dosierung: D_6 - D_{12} sind die brauchbaren Potenzen, mit denen man wohl alles erreicht, was zu erreichen möglich ist.

Kalium carbonicum — Kaliumkarbonat

Leitsymptome: Nervenmittel. Zunächst verursacht es eine Hirnerregung, um dann in eine große Schwäche überzugehen. Husten verschlimmert sich durch Hinlegen. Neigung zu Erkältungen und Wärmebedürfnis. Verschlimmerung durch Kälte, Durchzug, und morgens gegen 3.00 bis 5.00 Uhr. Schmerzen haben stechenden Charakter und wandern. Besonders empfindlich ist der Rücken. Jede Art von Wärme bessert. Berührungsempfindlichkeit am Rücken. Ein typisches Zeichen ist Schwäche, Schweiß und Rückenschmerzen. Die Katarrhe sind absteigend von der Nase zu den Bronchien. Oft ist im Falle von Katarrhen eine begleitende Herzschwäche vorhanden.
Atmungsorgane: Die Katarrhe sind absteigend, beginnend in der Nase, evtl. bis in die Lunge hinein. Häufig bestehen Herzschwäche und Bluthusten, Stockschnupfen. Bei kalter Luft wird die Nase durchgängig. Viel Trockenheit und Krusten in der Nase, dünner Schleim in gelber oder auch gelbgrüner Farbe. Der Husten ist trocken, hart und verschlimmert sich morgens früh gegen 3 Uhr und bei Kälte. Mit fort-

schreitender Uhrzeit, etwa ab 6 Uhr morgens löst er sich etwas. Beim Atmen ist ein deutliches Rasseln zu vernehmen, jedoch kaum Auswurf. Wärme löst den Schleim etwas, der zäh und schmierig ist. Oft kann der Schleim nicht herausgebracht werden und wird geschluckt. Das Mittel findet auch seine Verwendung bei Pneumonie, Fieberfrostigkeit und Nachtschweiß sowie bei der Pleuritis trocken und feucht, mit Herzschwäche.
Dosierung: D_3, wenn gleichzeitig Herzleiden vorhanden ist, sonst D_6 -D_{12}

Kalium jodatum — Jodkali oder Kaliumjodit

Leitsymptome: Konstitution psorisch. Das Pferd ist leicht erregbar, heftig und unruhig. In der Ruhe stellt sich Mattigkeit ein. Wärme wird nicht vertragen. Aber auch Kälte und naßkaltes Wetter sind von Übel. Neigung zu ödematösen Schwellungen der Haut und der Schleimhaut. Große Anfälligkeit für Erkältungen und Neigung zu Katarrhen, aber auch Rheumaschmerzen in den Gelenken und Muskeln, evtl. auch schmerzende Sehnen und Periost (Knochenhaut), was vom Kalium herrührt.
Atmungsorgane: Sekrete sind scharf, ätzend und wässerig. Akute und chronische Katarrhe fallen in den Behandlungsbereich von Kal. jod. Akute Nasenkatarrhe gehen mit Fieber einher. Bei chron. Katarrhen herrscht Stockschnupfen vor. (Sekrete wollen sich nicht lösen), Kehlkopfentzündungen. Hartnäckige Entzündungen der Bronchien und ein lang anhaltender Husten nach Erkältung oder Lungenentzündung sind bezeichnend für Kal. jod. Weiter fallen in das Behandlungsbild Asthma und Lungenentzündung im Stadium der Hepatisation (leberähnliche Beschaffenheit der Lunge bei entzündlichen Veränderungen). Bei den Bronchialentzündungen wird viel Schleim ausgeworfen. Verschlimmerung ist nachts, durch Kälte, kalte Nässe und in der Ruhe. Besserung in der Bewegung.
Dosierung: D_3 - D_6

Kalium muriaticum — Kalium chloratum

Leitsymptome: Dieses Mittel ist in seiner Wirkung ähnlich dem Kalium bichromicum und Kalium carbonicum. Es ist ein Spezifikum für alle Rachenkatarrhe und die dazugehörigen Drüsen. Der Schleim im Rachen ist dick und weiß. Das Mittel fördert die Resorption aller Infiltrate. (Abbau von Schleim).
Dosierung: D_4 - D_{12}

Kalium nitricum — Kalisalpeter oder Kaliumnitrat

Leitsymptome: Asthmatische Zustände sowie Herzschwäche gehören zu diesem Mittel. Es herrscht große Kurzatmigkeit vor. Verschlimmerung durch feuchte Kälte, Neigung zu Schwellungen am ganzen Körper.
Atmungsorgane: Typisch für dieses Mittel ist das Nasenbluten. Jedoch auch wundmachende Katarrhe können vorhanden sein. Der Husten ist krampfhaft mit Erstickungsangst (große Atemnot). Er kann trocken oder auch mit schleimigem Auswurf sein. Der Auswurf ist gelb oder auch mit Blut vermischt, teilweise wird reines Blut ausgeworfen. Aufgrund der großen Atemnot kann Wasser nur in kleinen Schlucken getrunken werden.
Dosierung: D_3 - D_{12}

Kalium phosphoricum — Kaliumphosphat

Es ist ein Nervenmittel, das zur Regeneration, z.B. bei Erschöpfung, nach erschöpfenden Krankheiten, wenn neben der Muskelschwäche die Nervenschwäche im Vordergrund steht. Auch bei nervösen Durchfällen oder kreisrundem Haarausfall am Fell mit im Vordergrund stehender nervöser Erschöpfung wird dieses Mittel seine Dienste verrichten können. Das Gleiche gilt für den Atmungstrakt.

Kalium sulfuricum — Kaliumsulfat

Leitsymptome: Viel dicker, gelber Schleim, der jedoch mild ist, also nicht wundmachend. Der Schleim ist schwer löslich und aufgrund der Menge des Schleimes ist ein starkes Rasseln bei der Atmung zu vernehmen. Dieses Mittel findet auch seine Anwendung bei Augenkatarrhen mit gelb-schleimiger Absonderung oder Mittelohrentzündungen mit stinkenden Absonderungen.
Atmungsorgane: Husten mit Rasseln und nur schwer lösbarem Schleim. Verschlimmerung in warmen Stallungen und am Abend. Besserung in frischer Luft und im Freien **(frische Luft bedeutet nicht Durchzug).** Die Absonderungen aus der Nase sind ebenfalls mild, aber zäh und gelb eitrig.
Dosierung: Tiefe bis mittlere Potenzierung D_3 - D_{12}

Kalmia — Berglorbeer

Vorkommen: Nordamerika

Leitsymptome: Konstitution rheumatisch, gichtig: entzündliche Herzprobleme. Die rheumatischen Schmerzen wechseln die Stelle, sie sind also nicht ortsbeständig. Endokarditis (Herzinnenhautentzündung) entstehend durch rheumatische Entzündungen (Neuralgien). Verschlimmerung durch Hitze, morgens und abends.

Atmungsorgane: Kalmia kann eingesetzt werden bei intensiver Bronchitis, Lungenentzündung in ursächlicher Verbindung mit entzündlichem Rheumatismus und der nun zu behandelnden Endokarditis.

Dosierung: D_4 - D_6. — Nicht zu hoch dosieren, da es zu Erstverschlimmerungen kommen kann. 3 - 4 x 10 Tropfen = ungefähr 1 ccm.

Kreosotum

Vorkommen: Ein Destillat, gewonnen aus Buchenholzteer.

Leitsymptome: Ein Mittel, das aggressive Entzündungen angeht. So findet es Verwendung bei ätzenden wundmachenden Sekreten mit Geschwürbildung. Auf der Haut können Veränderungen aller Varianten sein. (Blasen, Furunkel, Geschwüre, Ekzeme und Pusteln). Heftiger Juckreiz, Brennen und Gangränbildung (Absterben von Geweben, es sieht schwarz aus), Wunden haben starke Blutungsneigung. Allgemeine Verschlimmerung durch Kälte und in der Ruhe.

Atmungsorgane: In der Nase sind die Sekrete scharf, wundmachend mit Geschwürbildung und Nasenbluten. Große Atemnot. Das Pferd hat Angst und versucht tief zu atmen, um Luft zu bekommen. Verschleppte Lungenentzündungen mit Fieber und Nachtschweiß gehören in das Krankheitsbild. Tuberkulose mit Schwäche in späten Stadien. Husten mit trockenem oder reichlich ätzendem, eitrigem Schleim.

Dosierung: D_3 - D_6

Lac caninum — Hundemilch

Leitsymptome: Schmerzen wandern von einer Seite zur anderen. Große Erregtheit. Schmerzen im Euter bei Erschütterung und Berührung. Es ist ein Nervenmittel mit sehr tiefgreifender Wirkung. Diphterie und Lähmungsfolgen werden mit diesem Mittel sehr gut behandelt. Verschlimmerung am Morgen sowie bei Kälte.

Atmungsorgane: Trockener Husten, Verschlimmerung im Liegen. Kitzelhusten; Nasenschleimhäute sind wund und mit Krusten versehen.

Dosierung: D_{15} und höher.

Lachesis — Lachesis muta

Vorkommen: eine in Mittel- und Südamerika lebende Schlange, die sehr giftig ist.
Leitsymptome: Ein Mittel, das eine linksseitige Wirkung hat. Die Verschlimmerung tritt im Schlaf auf. Eine besondere Berührungsempfindlichkeit ist am Hals festzustellen. Jeder Druck dort ist unangenehm. Blockieren von Absonderungen verschlimmert. Neigung zu niedrigem Blutdruck und Herzschwäche. Jede Art von Wärme verschlimmert. Verschlimmerung von Nässe und Wetterwechsel, Besserung durch eintretende Sekretion. Besserung in der Bewegung und in frischer Luft.
Atmungsorgane: Grippe, Schnupfen, Nasenbluten. Erwachen mit Kitzelhusten, der Erstickungsgefühl hervorruft. Sowie das Pferd einschlafen will, bekommt es Erstickungsgefühle und muß wieder hoch, weil der Schlaf die Symptome verschlechtert. Bei Berührung des Kehlkopfes tritt Schmerz auf.
Dosierung: hohe Potenzen sind vorzuziehen, D_{12} - D_{30} und auch höher. Ich benutze meist die C_{30} oder LM_{18} mit gutem Erfolg.

Ledum — Sumpfporst

Vorkommen: Ledum palustre wächst in feuchten, sumpfigen Gebieten Norddeutschlands, Rußlands, Skandinaviens sowie im Norden Asiens und in Nordamerika.
Leitsymptome: Konstitution rheumatisch, gichtig, es ist das Mittel bei Stichverletzungen wie zum Beispiel Insektenstichen, Rattenbissen, Verletzungen durch Nägel oder Glassplitter. Es ist ein kaltes Mittel. Alle Wärme verschlechtert. Alles Gewebe ist kalt. Besserung durch Kaltwasseranwendung. Kneipp-Therapie ist gut geeignet. Verschlimmerung durch Bewegung, Wärme und in der Nacht. Neigung zu Blutungen aus der Schleimhaut.
Atmungsorgane: Bronchitis und Bronchialasthma, Lungenbluten. Die Nase sondert blutigen Schleim ab. Schmerzen bei der Atmung. Beengung und Atemnot auf der Brust. Beim Husten wird hellrotes Blut abgesondert.
Dosierung: Tiefe Potenzen der D_3 - D_6 sind die gebräuchlichsten.

Lobelia inflata — indischer Tabak

Vorkommen: Nordamerika.
Leitsymptome: Übelkeit mit kalten Schweißausbrüchen, Spasmen und Zusammenschnürungsgefühl in der Speiseröhre und Magen. In den Bronchien Beengungsgefühl. Asthma und Brustbeklemmungsempfinden. Allgemeine Verschlimmerung am Morgen.
Atmungsorgane: Der Husten ist trocken, Zusammenschnürungsgefühl der Bronchien. Atemnot. Krampf- und Keuchhusten; fast immer mit Würgegefühl. Asthma bronchiale, Bronchitis chronisch mit Husten.
Dosierung: Tiefpotenzen D_1 - D_3

Lycopodium — Bärlapp

Vorkommen: Europa, Amerika, Afrika und Asien.
Leitsymptome: Kolikanfälle zwischen 16-20 Uhr. Die Pferde sind reizbar, lieben keinen Widerstand, auf jeden Druck, der auf sie ausgeübt wird, reagieren sie mit Mißmut. Die Konstitution ist psorisch. Der Harn riecht äußerst scharf. Brennen beim Wasserlassen. Alle Ausscheidungen sind von üblem Geruch — auch der Schweiß. Lebermittel mit Rückstauungen in den Gefäßen. Meist führen chronische Leiden zu Abmagerungen. Lycopod. ist ein mehr rechtsseitiges Mittel. Verschlimmerungen sind durch Wärme, sei es im Freien oder im Stall, und durch schwüles Wetter zu erwarten. Die Blutzirkulation ist schlecht. Aus diesem Grunde kann die Kälte auch nicht ertragen werden. Verschlimmerungen — wie erwähnt — sind zwischen 16-20 Uhr sowie morgens. Bei Stuten noch vor und während der Rosse.
Atmungsorgane: Große Erkältungsempfindlichkeit. Nase ist wund, Schleimhäute sind geschwollen. Nase ist verstopft. Die Sekrete sind eitrig gelb bis grün. Der Husten ist meist ein Reizhusten, der häufig bei Temperaturänderungen auftritt. Die Sekrete sind wundmachend, von üblem Geruch und zäher Natur. Die Nüstern werden dauernd bewegt, jedoch nicht synchron mit der Ein- und Ausatmung. Weiter fallen in das Behandlungsgebiet: chronische Bronchitis, verschleppte Lungenkatarrhe, Asthma bronchiale, Dämpfigkeit, Lungenentzündung im letzten Stadium. Pleuritis (Rippenfellentzündung) im Verlaufe einer Pneumonie.
Dosierung: Bei akuten Zuständen niedere Potenzen 3-4 x täglich, aber meist sind es chronische Fälle, die mit mittleren und höheren Potenzen abgedeckt werden können.

Magnesium carbonicum — Magnesiumkarbonat

Leitsymptome: Konstitution = psorisch, rheumatisch, neuropathisch (große Unruhe, Überreiztheit, aggressives Verhalten, aber auch Angst). Säuerlicher Schweißgeruch. Bei Koliken ist im Bauch ein Rumpeln zu hören. Alle Beschwerden sind in periodischen Abständen wiederkehrend, um dann für eine gewisse Zeit zu verschwinden. Spastische Verkrampfungen an allen Hohlorganen sind möglich z.B. Magen, Darm, auch an der Luftröhre, die dann mit spastischem Husten antwortet. Oftmals wechseln die Beschwerden in ihrer Art wie auch am Ort. Verschlimmerungen nachts gegen 3.00 Uhr, nach dem Schlafen auch am Tage: große Tagesschläfrigkeit. Verschlimmerung durch Ärger, Schreck, Wärme, aber auch Kälte. Verschlimmerung nach dem Fressen. Verschlimmerung durch laute Geräusche. Alle Absonderungen bei diesem Mittel sind sauer oder riechen sauer. Dies ist ein Hauptindiz.
Atmungsorgane: Schnupfen am Morgen, der die Nase verstopft. Gleichzeitig ist die Absonderung wässerig bis schleimig. Besserung in frischer Luft, jedoch keine Zugluft. Chronische Nasen- und Nebenhöhlenkatarrhe.
Dosierung: D_{12} ist wirkungsvoll. Wenn Sie Besserung feststellen, können Sie mit der Potenz auch höher gehen, und Sie werden weiter Erfolg haben.

Magnesium muriaticum — Magnesium chloratum — Magnesiumchlorid

In verschiedenen homöopathischen Büchern wird dieses Mittel entweder unter dem ersten oder unter dem zweiten Namen geführt. Beides ist richtig. Es handelt sich um ein und dasselbe Mittel.
Leitsymptome: Konstitution ist psorisch, neuropathisch und rheumatisch. Das Pferd ist nervös, sogar hysterisch, oft einhergehend mit Ängstlichkeit oder Verdrossenheit. Hauptsächlich negatives Verhalten, Bewegungsdrang ist groß mit viel innerer Unruhe. Durch den Aufenthalt an frischer Luft bessern sich die Beschwerden, aber nicht an der See. Also sollte man ein Pferd mit den homöopathischen Magnesium muriaticum-Symptomen auf keinen Fall an der Nord- oder Ostsee auf die Weide schicken. Dieses Mittel ist ebenso ein Lebermittel. Das Pferd leidet an Verdauungsstörungen. Die Pferdeäpfel sind kugelig, hart und klein. Das Pferd frißt leidenschaftlich gern

Zucker, hat viel Durst. Kaltes Wasser verschlimmert. Verschlimmerung in der Ruhe. Besserung durch Bewegung in frischer Luft.
Atmungsorgane: Starke eitrige Nasenschleimabsonderungen, die häufig die Nasenlöcher verstopfen. Die Naseneingänge sind wund und vom ätzenden Schleim häufig verschorft. Der Rachen ist trocken, was das Pferd zum häufigen Trinken veranlaßt. Der Husten ist meist nachts verstärkt. Der ausgeworfene Schleim ist zäh. Bronchitis und Laryngitis sind im Behandlungsbild. (Kehlkopfentzündung).
Dosierung: Ab D_2 aufwärts sind alle Potenzen brauchbar.

Magnesium phosphoricum — Magnesiumphosphat

Leitsymptome: Das Hauptanwendungsgebiet liegt bei kolikartigen und krampfartigen Schmerzen, ferner bei Neuralgien. Die Schmerzen sind einschießend, wie mit einem Messer entlang der Nerven. Sie kommen anfallsweise und meist in der Nacht. Die Koliken sind blitzartig. Sie bessern sich bei Wärmeanwendung und Druck auf die Schmerzpunkte. Verschlechterung durch Kälte und durch Berührung. Hier bringt die Bewegung eine Verschlimmerung im Gegensatz zu allen anderen Magnesiumsalzen.
Atmungsorgane: Die Absonderungen aus der Nase wechseln zwischen starkem Nasenausfluß und Verstopfung.
Dosierung: D_6 - D_{12}

Magnesium sulfuricum — Bittersalz

Leitsymptome: Vegetativ und zentralnervös übersteuert (überreizt). Stuten haben während ihrer Rosse alle Beschwerden verstärkt. Wie bei allen Magnesiumsalzen gilt auch hier Anwendung bei Neigung zu Krämpfen und Spasmen der Hohlorgane, z.B. Magen und Darm. Verschlimmerung am Meer. Transporte nur früh am Morgen und bei geschlossenem Anhänger.
Atmungsorgane: Husten meist morgens früh beim Erwachen. Der Schnupfen kann dünnflüssig sein oder auch die Nase verstopfen.
Dosierung: D_3 und höher.

Manganum aceticum

Leitsymptome: Angst und Unruhe, die sich durch Hinlegen bessern. Ebenso tritt eine Besserung des Hustens durch Niederlegen ein. Chronische Kehlkopfentzündungen, chronische Rachenentzündungen, dauernder Hustenreiz. Der Körper ist berührungsempfindlich. Verschlimmerung durch Kälte und naßkaltes Wetter, Wetterwechsel und nachts.

Atmungsorgane: Dicke gelb-grün mit Blut durchzogene Sekrete. Der Husten ist trocken und quälend. Es handelt sich oft um verschleppte Katarrhe, die sich bei Wetterwechsel zu Regen ständig verschlechtern.

Dosierung: Niedere bis höhere Potenzen. D_4 - D_{30}

Medorrhinum

Dieses Mittel wird aus Trippergift hergestellt.

Leitsymptome: Konstitution ist sykotisch, hastig und ungeduldig. Stimmung wechselnd: meist mutlos und ängstlich. Konzentrationsmangel, übler Geruch aller Absonderungen, Verschlimmerung bei naßkaltem Wetter, Föhn, Sturm. Verschlimmerung morgens und tagsüber. Besserung durch feucht-warmes Wetter. Besserung durch Schwitzen.

Atmungsorgane: Der Schleim der Nase ist dick und grün mit Blut. (Kehlkopfkatarrhe, Bronchialkatarrhe.) Schwellung der Halsdrüsen. Der Schleim läuft aus der Nase und zugleich in den Rachen. Der Husten ist nachts schlimmer, geht fast ohne Unterbrechung und ist sehr schmerzhaft. Der Katarrh ist absteigend. Er beginnt in der Nase, um dann in den Bronchialbereich abzusteigen.

Dosierung: Höhere Potenzen sind den niedrigeren vorzuziehen. D_{30}

Mercurius — Mercurius vivus — metallisches Quecksilber

Mercurius vivus und Mercurius solubilis Hahnemanni, eine kolloidale Lösung des reinen Metalles, von Hahnemann eingeführt, um ein lösliches Quecksilberpräparat herzustellen, sind sich sehr ähnlich.

Es besteht kein wesentlicher Unterschied in der Wirkungsweise. Jedoch ist die kolloidale Lösung von Hahnemann am meisten durchgeprüft. **Bis D_6** wird Merc. solub. Hahnemanni **nur in der Verreibung** hergestellt. **Von hier ab** kann **flüssig** weiterpotenziert werden. Ab D_8 sind die flüssigen Potenzen haltbar.

Leitsymptome: Übelriechende Absonderungen auch des Schweißes, der häufig keine Besserung, sondern Verschlimmerung bringt. Alle Absonderungen sind anfangs scharf, um im Laufe der Zeit in milden Zustand überzugehen. Die entzündeten Teile sind meist angeschwollen, so die Drüsen, Schleimhäute oder auch die Haut. Verschlimmerungen treten nachts und in warmen Ställen auf. Es wird keine Wärme und keine Kälte vertragen. Naßkaltes Wetter verschlimmert ebenso alle Beschwerden. Es herrscht Ruhelosigkeit. Das Pferd hat viel Durst. Allgemeine Neigung zu Eiterungen, oberflächliche Geschwüre an Haut und Schleimhaut.

Atmungsorgane: Nase ist innen wund, die Schleimhäute sind geschwollen. Der Fließschnupfen ist akut. Mit fortschreitender Entzündung der Schleimhäute werden die Sekrete dick, die Farbe gelb bis grün und eitrig. Die Nase wird verstopft, es herrscht Stockschnupfen vor. Der Husten ist trocken und quälend. Der Auswurf ist eitrig-blutig.

Dosierung: D_6 - D_{12}. Bei starken Drüsenschwellungen sind auch tiefere Potenzen angebracht. D_3 in nicht zu starken Dosen. Wenn eine Eiterung droht, so ist es besser, höhere Potenzen D_{12}-D_{30} zu benutzen, da sonst der Eiterungsprozeß beschleunigt werden kann.

Mercurius jodatus flavus — gelbes Quecksilberjodür

Mandel und Rachenentzündungen. Wie Lycopodium rechtsseitige Wirkung, Merc. bijod. hat linksseitige Wirkung. Rachen und Halsgeschwüre mit dickem zähem Schleim. Halsdrüsenschwellung.

Mercurius cyanatus — Quecksilbercyanid

Hohes Fieber, schneller Puls, Kollapsneigung, septische bösartige Form der diphterischen Prozesse. Nasendiphterie mit stinkenden Sekreten und Blutungen. Kehlkopfdiphterie mit zähem dickem Schleim und hartem Husten. Erstickungsanfälle. Der Hals und der Rachen sind chronisch entzündet.

Dosierung: D_6 - D_{12} - D_{30} Die Hauptwirkung liegt sicherlich in der diphterischen Form der Erkrankungen.

Mercurius sulfuratus ruber — Cinnabaris — rotes Quecksilbersulfid

Bewährt bei Nasen und Nebenhöhlenkatarrhen mit neuralgischen Beschwerden. Ewig rezidiver (wiederkehrend) Schnupfen mit großer Anfälligkeit für Erkältungen. Das Sekret fließt von der Nase direkt in den Rachen. Verschlimmerungen nachts. Schwellung der Schleimhäute. Die Absonderungen bestehen aus zähem, strähnigem Schleim.
Dosierung: D_6

Mezereum — Seidelbast

Vorkommen: Europa und Asien.
Leitsymptome: Konstitution ist psorisch. Allgemeines Frieren. Die Schmerzen sind scharf, einschießend. Die Haut hat heftigen Juckreiz. Bewegung und Anforderung sind schon zuviel, da allgemeine Schwäche und Müdigkeit vorherrschen. Verschlimmerung bei Berührung, nachts, durch Stallwärme, aber auch durch Kälte.
Atmungsorgane: Schleimhäute sind entzündet, trocken und die Sekrete sind von scharfer Natur. Die Naseneingänge sind wund und angegriffen. Der Ausfluß ist wässerig, dünnflüssig oder aber schleimig... bis Stockschnupfen. Der Husten ist trocken und stark. Zunächst ist es schwierig, den Schleim herauszubefördern. Mit zunehmender Entzündung kommt mehr und mehr Schleim, der blutige Formen annimmt. Fressen löst Husten aus.
Dosierung: Bei Spätfolgen von Hautausschlägen D_{30} und höher, sonst D_4 - D_{12}

Moschus

Vorkommen: Drüsensekret des männlichen Moschustieres — Bisam. Dieses Tier ist in Zentralasien zu Hause.
Leitsymptome: Neigung zur Hysterie, kälteempfindlich, jedoch Besserung an der frischen Luft. Krämpfe und Ohnmachtsanfälle schon bei den geringsten Erregungen. Schlaflosigkeit in der Nacht wegen nervöser Erregung, jedoch tagsüber sehr schläfrig. Der Schweiß ist klebrig.

Dosierung: Häufige Anwendung in niedriger Potenz D_2 - D_3 aber auch die C_{30} wirkt bei häufiger Anwendung recht gut. Die Wirkungszeit ist gering.

Natrium carbonicum — Natriumkarbonat

Leitsymptome: Nach dem Fressen große Müdigkeit. Verschlimmerung durch Kälte, Hitze, Gewitter und Lärm. Verschlimmerung am Morgen. Besserung mittags und abends.
Atmungsorgane: Trockene und feuchte Katarrhe in der Nase und dem hinteren Rachenbereich. Große Neigung zu Erkältungen. Zugluft verschlimmert. Wechsel-Aufenthalt im Freien und zurück in den warmen Stall verschlimmert. Der Schleim ist teils flüssig oder dick (eitrig-gelb).
Dosierung: D_6

Natrium muriaticum — Natriumchlorid Kochsalz

Leitsymptome: Trotz Fressens nimmt das Pferd ab. Es ist abgespannt und müde, aber auch sehr gereizt. Es leckt übernatürlich viel am Salzstein und hat entsprechend viel Durst. Die Pferde des Natrium muriaticum-Typs sind sehr nachtragend! Ich erinnere mich an ein Pferd, bei dem nur eine Behandlung mit Akupunktur nötig war, zum Glück reichte diese eine aus. Während des Einstechens der Nadeln trat das Pferd zweimal zu, traf mich aber nicht, weil ich besonders vorsichtig war. Jedoch verzieh es mir diese Behandlung nie. Über ein halbes Jahr knirschte es mit den Zähnen und legte die Ohren an, wenn es mich nur sah. Ich versuchte, es mit Mohrrüben freundlich zu stimmen. Doch jeder Versuch blieb nur ein Versuch. Die Rübe wurde zwar gefressen, aber dann wurde wieder kräftig mit den Zähnen geknirscht. Es konnte nicht vergessen... Entsprechend war dann auch die weitere Therapie... Kochsalz als homöopathisches Mittel.
Verschlimmerungen sind bei naßkaltem Wetter, in der Sonnenhitze sowie vormittags gegen 11.00 Uhr zu erwarten. Besserung durch Wärme, trockenes Wetter, im Freien und in kaltem Wasser, obwohl naßkaltes Wetter verschlimmert. Kneipp'sche Güsse sind begrüßenswert. (Nach den Kneipp'schen Regeln, erklärt in meinem ersten Buch) Aufenthalt am Meer wird nicht vertragen.

Atmungsorgane: Bei naßkaltem Wetter sind häufige Erkältungen festzustellen, verbunden entweder mit einem Fließ- oder Stockschnupfen. Die Sekretion ist gering. Der Husten ist hart und trocken. Beim Husten kann der Harn nicht gehalten werden. Ältere Pferde neigen besonders im Winter dazu, mit chronischen Bronchitiden belastet zu werden. Ich kenne eine ganze Reihe Pferde, die im Winter ihren Husten haben. Sobald es Frühjahr wird, hört dieser auf, um dann im Spätherbst wieder von neuem zu beginnen.
Dosierung: Empfehlenswert sind die Hochpotenzen D_{30} und höher in nicht zu häufigen Gaben, jedoch lindern die niedrigen auch.

Natrium phosphoricum — Natriumphosphat

Es besteht eine große Ähnlichkeit mit Natrium carbonicum und Acidum phosphoricum. Das Mittel hat seine Hauptbeziehung zu Magen und Darm, sowie Förderung der Harnsäureausscheidung. Bei der Bronchitis finden wir ein Sputum, das klebrig ist und nachts die Verschlimmerung hat. Die Auswürfe und Durchfälle sind schleimig, grün und ätzend.
Dosierung: D_6

Natrium sulfuricum — Natriumsulfat — Glaubersalz

Leitsymptome: frostige Naturen, vertragen keine Kälte. Verschlimmerung am Wasser, bei Nebel, im feuchten Klima. Leber- und Gallenfunktionsmittel. Rheumatisch-gichtige Veranlagung. Überwiegend ist die linke Seite befallen. Feuchte Ställe sind ein großes Unglück für diese Pferde, denn sie sind richtige Sonnenanbeter und benötigen Wärme. Besserung tritt bei warmer, trockener Luft ein. Konstitution ist die Sykosis. Die Stimmung ist oft mißmutig.
Atmungsorgane: Lockerer Husten mit wenig Schleim und viel Schmerz im Bronchialbereich. Bronchialasthma bei Nebel und naßkaltem Wetter. Der Auswurf ist leicht lösbar und eitrig.
Dosierung: D_6

Nux vomica — Brechnuß

Vorkommen: Ostindien, Sri Lanka, Nordaustralien. Es ist eine Nuß, die Erbrechen hervorruft.
Leitsymptome: Nervöse Pferde mit widerwilligem, cholerischem Charakter. Überempfindliche Sinnesausdrücke (Licht und Geräusche). Neigung zu Krämpfen an allen Muskeln, auch der Hohlorgane wie Magen und Darm. Alle Beschwerden treten in bestimmten Abständen auf, also periodisch. Häufige Erregtheit, erhöhte Reflexbereitschaft. Verschlimmerung morgens früh. Verschlimmerung durch Kälte, kalte Luft und bei Berührung. Besserung in der Ruhe. Folge von Arzneimittelmißbrauch, hierbei ist es als Gegenmittel anzusehen. Besserung am Abend. Besserung durch Wärme, also auch warme Boxen.
Atmungsorgane: Neigung zu Erkältungskatarrhen bei kaltem Wind. Schleimhaut ist meist trocken, die Sekrete sind gering. Wenn vorhanden, sind diese dick und verstopfen die Nase (im warmen Raum). Im Freien läßt die Verstopfung nach, und es beginnt zu fließen. Nachts kommt es ebenfalls zu Nasenverstopfungen. Von den Bronchien her kommt ein Reizhusten, der trocken und zusammenschnürend ist.
Dosierung: D_6 - D_{12}

Oleander — Rosenlorbeer

Vorkommen: Südost-Europa, Mittelmeergebiet.
Leitsymptome: Oleander ruft Spasmen und Lähmungen hervor. Entsprechend ist dieses Mittel angezeigt bei Verdauungsstörungen, Durchfall im Wechsel mit spastischer Obstipation (das Pferd hat Probleme zu äpfeln, da der Darm sich verkrampft.) Darmkatarrhe mit Blähsucht. Lähmungserscheinungen der Beine, der Zunge, ähnliche Symptome wie bei einem Schlaganfall. Ich hatte hier in Bolivien ein Pferd in Behandlung, das Probleme beim Fressen hatte, da es zeitweise mit Lähmungserscheinungen der Zunge belastet war. Mit Oleander D_8 konnte dieses Problem in etwa 7 Wochen gänzlich beseitigt werden. Alle Lähmungen sind schmerzlos. Konzentrationsmangel. Herzmittel: wie Digitalis, fast noch stärker in seiner Wirkung. Nässende Hautekzeme am Kopf.
Atmungsorgane: klebrig zäher Schleim bei Nasen- oder Rachensymptomen. Dieses Mittel ist hier angezeigt, wenn die Leitsymptome hineinreichen.
Dosierung: D_3 - D_{12} - D_{30}

Petroleum — Steinöl

Verwendet wird das gereinigte Steinöl.
Leitsymptome: Konstitution der Psora. Hautekzeme, Schleimhautprozesse, Antirheumaticum. Alle Absonderungen haben üblen Geruch. Verschlimmerungen durch Fahren auf Transporter, im Flugzeug und auf dem Schiff. Besserung durch Fressen. Besserung durch Wärme. Verschlimmerung durch Kälte, bei Wetterwechsel bei Gewitter. Verschlimmerung morgens.
Atmungsorgane: Sekrete sind scharf wundmachend. (Rhinitis atrophicans Schnupfen mit Geschwürbildung und Atrophie — Rückbildung — der Schleimhaut.) Die Nase ist innen wund mit Schorfbildung. Der Ausfluß stinkt (Stinknase). Die Rachenkatarrhe sind meist chronisch und ebenfalls mit stinkendem Schleim. Dieser ist zäh und läßt sich schwer abhusten. Beim Husten sind Rasselgeräusche zu hören. Verschlimmerung durch Kälte, Verschlimmerung des Hustens abends und in der Nacht.
Dosierung: D_3 - D_6

Phosphorus — gelber Phosphor

Leitsymptome: Dieses Mittel trifft auf Pferde mit großer, reizbarer Nervenschwäche zu. Licht-, Geräusch- und Geruchsempfindlichkeit. Das Pferd ist hochgradig kitzelig, Sporen sollten möglichst nicht benutzt werden. Schwächezustände nach größeren Krankheiten. Neigung zu Blutungen, Eiterungen und Blutvergiftung. Ferner besteht die Neigung zu plötzlicher körperlicher Schwäche mit einer möglichen, raschen Regeneration. (Folgen von zu schnellem Wachstum, Schwäche nach Samenverlust). Große Neigung zu Erkältungen. Frische und kalte Luft wird schlecht vertragen. Verschlimmerung durch Wetterwechsel, abends und nachts, durch körperliche Anstrengung. Besserung vorübergehend durch kaltes Trinken und durch Ruhe und Schlaf.
Atmungsorgane: Anfälligkeit für Erkältungen, kaum Sekret, wenn, dann eitrig und auch blutig. In der Nase finden sich häufig kleine Schleimhautgeschwüre bei längeren Katarrhen. Die Schleimhaut brennt. Der Husten ist trocken und anstrengend. Der Schleim ist wenig, zäh, glasig-weiß oder rostfarben-blutig. Beim Husten sind starke Rasselgeräusche zu hören. Asthma durch Nervosität und Erregungszustände. Lungenentzündung mit hohem Fieber. Kurzes mühevolles Atmen mit Angstgefühl. Lungentuberkulose.
Dosierung: Bei akuten Prozessen sind die D_6 - D_{12} geeignet, in drei-

stündlichen Gaben. Bei chronischen Prozessen sind die hohen Potenzen vorzuziehen. Bei der Tuberkulose können nur hohe Potenzen in Frage kommen, da sonst eine Prozeßaktivierung stattfinden kann.

Phytolacca — Kermesbeere

Vorkommen: Im südlichen Mittelmeergebiet und Nordamerika.
Leitsymptome: Dieses Mittel hat große Beziehung zu den Lymphdrüsen, Ohrspeicheldrüsen, oder auch Hoden, Entzündungen des Gesäuges sowie des gesamten Rachenringes. Gelenkentzündungen, die von Mandelentzündungen abgeleitet werden können, sind mit Phytolacca behandlungsfähig. Somit reicht dieses Mittel auch in den rheumatischen Bereich. Aber nicht nur Gelenkentzündungen, auch Muskel- und Nervenentzündungen gehören dazu. Bei Entzündungen des Rachens hat das Pferd ein Brennen und frißt wegen großer Schmerzen sehr ungern. Verschlimmerung bei naßkaltem Wetter und auch nachts. **Das Pferd beißt fest die Zähne aufeinander, knirscht. Dies ist ein ganz spezielles Symptom.**
Atmungsorgane: Trockenheit, Brennen. Entzündung der Schleimhaut mit Geschwürbildung ist möglich. Der Rachen ist ganz besonders betroffen. Das Fressen bereitet große Schmerzen. Bei Entzündungen ist das Fieber reichlich hoch, und der Puls ist beschleunigt. Parotitis (Entzündung der Ohrspeicheldrüse), auch Drüsenvereiterung gehören hierzu. Lassen Sie bei einer Drüsenvereiterung nicht gleich einen Schnitt machen, sondern probieren Sie Phytolacca in häufigen Gaben (siehe Dosierung). (Ich habe einige üble Vereiterungen gesehen, die geschnitten wurden und sich durch die im Stall befindlichen Bakterien zusehends weiter verschlechterten. Als ich dann Phytolacca einsetzte, wurde es besser und konnte abheilen.) Die Absonderungen sind dickschleimig, Konsistenz ist dick.
Dosierung: Die Potenzen variieren etwas, je nachdem, welches Problem anliegt. Für akute Entzündung des Rachens und der anliegenden Drüsen ist die D_2 - D_6 in zweistündlichen Gaben von je 5-6 Tropfen angezeigt. Bei Vereiterungen der Drüsen gehe ich auf die D_2 in stündlichen Gaben von 6 Tropfen herunter. In chronischen Fällen ziehe ich die etwas höheren Potenzen, z.B. C_{30} vor. Täglich 1 Gabe ca. 1 ccm, bis sich der Prozeß etwas aktiviert hat, um dann in tiefe Potenzen überzugehen. An dieser Stelle möchte ich noch eine weitere Eigenschaft dieses Mittels empfehlen, die ich mit Erfolg angewendet habe. Wenn die Stuten wenig Milch geben, weil Milchstauungen vorhanden sind und das Säugen schwerfällt, können Sie dies mit Phyto-

lacca D_{12} ändern. Hat die Stute zuviel Milch, so gehen Sie auf die D_3 herunter. Wenn Sie ganz abstillen wollen, so steht Ihnen ebenfalls die D_1 - D_4 zur Verfügung. Bei einer Entzündung des Gesäuges bedienen Sie sich der D_{12} (Julius Metzger).

Psorinum

Leitsymptome: Konstitution ist psorisch, Nachtschweiß, Vitalitätsverlust, übler Geruch der Ausscheidungen. Besonders der Schweiß riecht moderig-faul. Hartnäckige Hautausschläge mit heftigem Jucken und vermehrter Talgdrüsenproduktion. Das Fell fühlt sich fettig an. Das ganze Pferd sieht an der Haut und im Fell vernachlässigt aus — trotz guter Pflege. Die allgemeine Reaktion ist reduziert (vermindert). Es ist kälteempfindlich. Das Pferd leidet unter Folgeerscheinungen unterdrückter Hautausschläge (ich denke dabei an das Blockermittel Cortison), Folgen langandauernder Entzündungskrankheiten, Folgen von Drüsenentzündungen, Knocheneiterungen, unterdrückter Ausscheidungen, usw. Im Ganzen gesehen, macht das Pferd einen traurigen, bemitleidenswerten Eindruck. Die Schweiße sind nachts verschlimmert und stinken aasig schlimm — stinken auch bei Belastung. Eitrige Entzündungen stinken, die Sekrete der Stuten stinken. Ich glaube, genauer kann man ein homöopathisches Bild kaum beschreiben. Verschlimmerung bei Wetterwechsel von kalt auf warm, nachts durch Kälte. Das Pferd friert immer.
Atmungsorgane: Eitrige Bläschen auf der Nasenschleimhaut, Ausfluß ist zäh, gelb und grün. Der Schnupfen ist brennend, wundmachend oder zäh und stockend. Der Husten wird durch ein Kitzeln im Kehlkopf hervorgerufen. Psorinum ist ebenso ein Asthmamittel. Der Husten ist trocken und quälend. Die Ausscheidungen aus der Lunge sind grün. Es ist geeignet bei chronischer Bronchitis, immer wiederkehrendem Schnupfen. Doch immer müssen die Leitsymptome stimmen, sonst ist das Mittel falsch gewählt, und der Erfolg bleibt aus.
Dosierung: Ich benutze die C_{30}, jedoch auch höhere Potenzen sind möglich. Bitte die Reaktion ausklingen lassen. Dann erst die neue Dosis geben.

Pulsatilla — Küchen- oder Kuhschelle

Vorkommen: Europa
Leitsymptome: Nervöse, überempfindliche Pferde mit sonst gutem

Charakter. Alle Funktionen sind träge. Verzögerte Rosse. Pulsatilla zählt zu den kalten Mitteln. Das Pferd friert dauernd, dennoch Verschlimmerung in warmen Stallungen. Auch warme therapeutische Anwendungen sind nicht erwünscht. (Anwendungsvorteil für Kneipp'sche Therapie). Folge von unterdrückten Absonderungen, z.B. Schweiß oder Rosse, Folge von Unterkühlung durch Nässe. Die Absonderungen sind mild, reizlos, jedoch dickrahmig eitrig. Verschlimmerungen in der Ruhe, durch überwarme Stallungen, abends und vor Mitternacht. Der Husten ist in dieser Zeit meist verstärkt. Besserung durch Bewegung im Freien, in frischer Luft und durch Kälteanwendung.

Atmungsorgane: Trockener krampfhafter Kitzelhusten, der sich im Liegen verschlimmert. Immer wiederkehrende Katarrhe. Alte Katarrhe in den Bronchien und des Kehlkopfes. Sie sind schlimmer in der Wärme und besser im Freien. Morgens löst sich der Schleim besser, kann abgehustet werden. Alle Absonderungen sind dick, zäh und schleimig. Es ist kein Reiz vorhanden. Das Gleiche gilt für den Schnupfen. Auch hier finden wir den gleichen eitrigen, rahmigen Ausfluß. Dagegen sind Bindehautentzündungen beißend, stechend, brennend. Wir haben häufig eine Kombination bei Erkältungen — Entzündung der Augen und Schnupfen. Sind die Bronchien befallen, so ist der Auswurf auch blutig. Ein weiteres Symptom ist Harnabgang bei starkem Husten.

Dosierung: Normalerweise reichen die D_3 oder D_4 in häufigen Gaben. Bei hartnäckigen chronischen Entzündungen sollte man vielleicht, wenn die Wirkung der niedrigen Potenzen nicht ausreicht, auf hohe Potenzen umsteigen, z.B. D_{30} , 1 x täglich oder gar die D_{200} , 1 x wöchentlich, solange, bis sich der ganze Prozeß aktiviert und dann mit niedrigen Potenzierungen auszuheilen ist.

Pyrogenium

Herstellung: Es ist ein Bakterienpräparat und wird folgendermaßen hergestellt: Man nimmt etwas Ochsenfleisch, schneidet es klein, versetzt es mit Wasser und läßt das Ganze 2-3 Wochen warm stehen. Jeder kann sich vorstellen, daß dies eine fauligstinkige Masse gibt, in der die Bakterien nur so wimmeln. Dieses Produkt wird filtriert, und fertig ist die Stammlösung, aus der man die homöopathischen Verdünnungen gewinnt. Aus den Leitsymptomen erkennen wir, was für eine Wirkung dieses Mittel hat.

Leitsymptome: Schüttelfrost, starke Schweißausbrüche, die sehr stinken (große Entgiftung des Körpers), trotzdem bringen sie keine Erleichterung. Es ist also schon eine massive Entzündung vorhanden. Das Nervensystem ist gereizt. Das Pferd ist ängstlich und entsprechend unruhig, hat große, glänzende Fieberaugen, und typhöse Erscheinungen (starke Durchfälle) können vorhanden sein. Die Durchfälle stinken, sind mit Schleim und/oder Blut vermischt. Besserung tritt durch Wärme und Bewegung ein. Ich habe dieses Mittel auch mit Erfolg bei Fieber mit Gliederschmerzen (rheumatisches Fieber) als Zwischenmittel benutzt. Eingesetzt werden kann dieses Pyrogenium bei stark infizierten Wunden mit septischer Richtung (Blutvergiftung), Knochenentzündungen, Knochenfisteln, Bronchitis, Influenzagrippe (fieberhafte Virusinfektion, die überwiegend die Luftwege befällt), Lungenentzündung, Typhus, Paratyphus, Diphterie usw. Das Mittel wird in kurzen Abständen nur so lange gegeben, wie Fieber und Schüttelfrost andauern (siehe Dosierung).
Atmungsorgane: Alle hochseptischen Prozesse mit ihren Folgen.
Dosierung: Höhere Potenzen in häufigen Gaben alle 2 Stunden 15-20 Tropfen. Ich habe in Santa Cruz de la Sierra, also dem tropischen Teil Boliviens, C_{30} entsprechend der angegebenen Dosierung einen Tag lang gegeben und dann erst einmal abgewartet. In der Regel reichte dies auch. Ich stieg dann auf andere Mittel um, um einen normalen Behandlungsablauf zu erreichen.

Rhus toxicodendron — Giftsumach

Vorkommen: Nordamerika, Mittelamerika, in Europa als Zierstrauch in Anlagen.
Leitsymptome: Starker Bewegungsdrang — Besserung durch fortgesetzte Bewegung — Verschlimmerung in der Ruhe. Verschlimmerung nachts, bei Nässe, Kälte und zu warmem Stall. Anzuwenden bei Folgen von Durchnässung, von Erkältung (z.B. wenn ein erhitztes, schwitzendes Pferd durch einen Bach oder in die Schwemme getrieben wird, um sich zu erfrischen.) Diese Folgen, auch Lahmheit durch Verspannungen im Rücken oder der Nieren, sind mit Rhus tox. abzudecken, wenn sie durch diese Art Erkältung entstanden sind. Folgen von Überbelastung und Verrenkungen fallen in dieses Bild. (Ich denke hierbei an die sehr großen Beanspruchungen der Beine im Leistungssport — sei es bei den Dressur- oder Springpferden.) Rheumatische Entzündungen und Schmerzen in den Muskeln, Knochen und Gelenken sind oft ein Rhus tox-Bild (Besserung bei Bewegung). Sep-

tisches Fieber! Bei diesem Mittel bringt der Schweißausbruch eine Erleichterung. Im Gegensatz dazu Pyrogenium. Verbesserung der Schmerzstellen durch leichte Massage oder Reiben.
Atmungsorgane: Die Sekrete sind gelb bis grün und reizend. Entsprechend sind die Naseneingänge wund. Erschütternder Kitzelhusten durch Reizung des Kehlkopfes. Eine Grippe geht gleich in die Bronchien über, wobei der Husten noch krampfhafter und quälender für das Pferd wird. Der Auswurf kann auch etwas blutig sein, (rostfarbig). Kälte verschlimmert die Beschwerden sofort.
Dosierung: Dieses Mittel soll man nicht in den Tiefpotenzen geben. D_{30} ist also empfehlenswert! Ich darf an dieser Stelle einen Tip des Kollegen Stauffer weitergeben. Die Verdünnung 1:100 mit Weingeist soll Rhus tox. eine gute Wirkung bei veralteten Gelenkschwächen, durch Verrenken oder Vertreten entstanden, Gelenk- oder Muskelrheumatismus und Sehnenscheidenentzündung haben: **als Einreibung zu benutzen!**

Rumex crispus — Krause Ampfer

Vorkommen: Europa, Nordasien und Nordamerika.
Leitsymptome: Verschlimmerung am Morgen und abends nach dem Hinlegen, also nachts. Verschlimmerung durch Kälte. Besserung durch Wärme (warmer Stall), starker trockener Reizhusten. Schon die kleinste Anstrengung mit tieferen Atemzügen kann einen Husten auslösen.
Atmungsorgane: wässeriger Fließschnupfen oder Trockenheit der Schleimhäute. Trockenheit in den Bronchien oder starke Schleimbildung, Hustenreiz durch Tiefatmung und beim Fressen. Katarrhe des Kehlkopfes, der Bronchien sowie Bronchialasthma.
Dosierung: Alle Tiefpotenzen D_1 - D_6

Sabadilla officinalis — Läusesamen

Vorkommen: Venezuela, Guatemala und vor allem Mexiko.
Leitsymptome: Schreckhaftigkeit, Unruhe, Angst, aber auch Hysterie kennzeichnen die psychologische Seite. Fieber und Beschwerden treten periodisch auf (fast auf die Stunde). Die Beschwerden wechseln häufig von der rechten auf die linke Seite und umgekehrt. Die Schleimhäute sind gereizt und trocken. Es herrschen hauptsächlich

aufgrund der Nervenreizung allergische Reizungen und Katarrhe vor. Verschlimmerung durch kalte Luft und Hinlegen. Besserung durch Wärme.
Atmungsorgane: Fließschnupfen, scharf, reizend, wundmachend. Der Schleim ist dünn oder dickflüssig, aber hell und klar. Da wir einen Seitenwechsel der Beschwerden haben, ist bald das eine, bald das andere Nasenloch verstopft. Trockenheit im Hals und Schluckreiz, Reizhusten. Verschlimmerung durch Hinlegen.
Dosierung: D_6 bei Katarrhen oder D_{30} bei großer Angst und Hysterie.

Sambucus nigra — Holunder

Vorkommen: Europa und Vorderasien.
Leitsymptome: Ödematöse Schleimhautschwellungen. Heftige Schweiße, Asthmaanfälle, Erstickungsanfälle. Bewegung besser. Der Schleim in der Luftröhre ist zäh. Periodische Wiederkehr der Anfälle. Verschlimmerung nach Mitternacht. Klebriger Schleim! Es ist ein gutes Mittel für erkältete Fohlen.
Atmungsorgane: siehe Leitsymptome.
Dosierung: D_2 - D_4, aber auch die Urtinktur ist möglich. (Ø = Urtinktur).

Sanguinaria — canadensis kanadische Blutwurzel

Vorkommen: Nordamerika.
Leitsymptome: Verschlimmerung morgens und abends. Verschlimmerung durch Kälte und kalte Luft. Schleimhäute sind trocken und brennend. Alle Sekrete sind scharf und übelriechend. Das Mittel wirkt überwiegend rechts. Allgemeine Blutzirkulation ist verstärkt, Überempfindlichkeit der Sinnesorgane.
Atmungsorgane: Sekrete scharf, wundmachend und teilweise blutig. Schnupfen, Kehlkopfkatarrhe. Das Pferd hat einen Druckschmerz auf der Nase und ist sehr kälteempfindlich. Die Schleimhäute sind geschwollen und brennen wie Feuer. Das Pferd mag nicht fressen. Dafür versucht es, häufig kaltes Wasser zu trinken, um die brennenden Stellen abzukühlen. Schlucken bereitet Schwierigkeiten. Der Auswurf ist gering und löst sich nur schwer. Die Farbe des Sputums

ist rostig, mit Blut versetzt. Der Husten ist hart und quälend. Verschlimmerung nachts. Eine etwaige Lungenentzündung ist meist rechts gelagert.
Dosierung: D_6

Senecio aureus — Goldenes Kreuzkraut

Vorkommen: Nordamerika.
Leitsymptome: Dieses Mittel hat besondere Leitsymptome: Es hat eine besondere Beziehung zu den weiblichen Geschlechtsorganen. Es hilft bei Verlagerung und Prolaps (Vorfall) der Gebärmutter, Ausbleiben der Rosse, Blasenhalsreizung. Es sind meist schwächliche Jungpferde betroffen.
Atmungsorgane: Trockener Kitzelhusten nachts, Auswurf zäh, mit Blut zersetzt und schwer löslich. Neigung zu Katarrhen aller Art, auch Bronchialkatarrhen. All diese Beschwerden gehen einher mit Zyklusstörungen. Dieses Mittel ist also ein Regulator.
Dosierung: D_2 - D_3 Die Urtinktur ist nicht zu empfehlen, da die Pflanze einen leberschädigenden Stoff enthält (Pyrrolidin — Alkaloid, Alkaloide sind meist in ihrem Aufbau kristallin, im Wasser schwer lösbar und von basischem Charakter).

Senega — Klapperschlangenwurzel

Vorkommen: Nordamerika. Verwendet wird die Wurzel. Unter den Indianern Nordamerikas galt diese Wurzel als Gegenmittel bei Schlangenbissen.
Leitsymptome: Dieses Mittel wirkt sich besonders an den Schleimhäuten aus, diese sind trocken, schmerzen, der Schleim ist zäh. Augenentzündungen mit Sehschwäche! Bei der Entzündung der Schleimhäute von Harnwegen wird man im Urin Schleimflocken entdecken. Der Urin brennt. Verschlimmerung ist am Abend festzustellen.
Atmungsorgane: Schleimhäute sind trocken und schmerzhaft. Der Schleim ist sehr zäh und schwer löslich. Der Husten ist hart und ebenfalls schmerzhaft. Katarrhrezidiven in der Luftröhre und Lunge — alte verschleppte Katarrhe. Durch die Manifestation und zähen

Schleim ist die Atemnot groß. Dieses Mittel findet oft Anwendung bei älteren Pferden mit schon lange anhaltenden Katarrhen. Überall finden sich katarrhalische Eigenschaften ebenso in den Augen und Verdauungsorganen. Es ist ebenso ein Mittel bei Dämpfigkeit mit großer Atemnot. Mit der D_3 läßt sich der Schleim lösen. Lungenentzündung, Rippenfellentzündung und Asthma (mehr die trockene Form — also mit weniger Schleim treffen auf Senega zu).
Dosierung: Zur Schleimlösung die D_3 sonst lieber etwas höher D_6 -D_{12} Die Meinung geht bei diesem Mittel etwas auseinander. Ich fand die D_3 alle 2 Stunden 10 Tropfen zur Schleimlösung sehr gut. Sonst — um Verschlimmerungen zu vermeiden, — D_6 oder D_{12} in etwas größeren Abständen geben. 2-3 x täglich 1 ccm oder auch D_{30} 1 x täglich 1 ccm.

Sepia officinalis

Vorkommen: Inhalt vom Tintenbeutel des Tintenfisches, lebend in der Nordsee, im Atlantik und Mittelmeer.
Leitsymptome: Wir haben hier wieder ein Mittel, das mehr auf die Stuten paßt. Es ist ein typisches weibliches Mittel, das gut einsetzbar für chronische Leiden ist. Im ganzen Körper sind venöse Stauungen vorhanden. Dies ist selbstverständlich nicht normal. Verschlackungen, gleich, wo immer diese auftreten, bilden Rückstauungen in der Pfortader. Die Pfortader führt Blut vom Bauchraum zur Leber (Stoffwechsel). Beckenstauungen im weiblichen Sexualsystem können Rückenbeschwerden herbeiführen. In seiner Psyche ist das Pferd nervös, erregt sich leicht und ist reizbar. Auf der anderen Seite finden wird das Gegenteil, z.B. ist es dem Pferd egal, ob es in ein Hindernis hineinrennt (vorausgesetzt, es beherrscht normalerweise sein Programm). Es ist ihm auch egal, ob man nun freundlich zu ihm ist oder nicht. Also Gleichgültigkeit. Ruhe verschlimmert die Beschwerden. Verschlimmerung durch Kälte, Neigung zu Erkältungen. Verschlimmerung vor und während der Rosse. Besserung durch Bewegung. Besserung durch Wärme. Besserung in frischer, jedoch nicht kalter Luft.
Atmungsorgane: Es können entweder wässeriger Schnupfen vorhanden sein oder schleimig verstopfender. Die Katarrhe des Rachens und Kehlkopfes sind trocken. Der Husten ist trocken und hartnäckig. Der Auswurf, wenn vorhanden, ist eitrig oder gar blutig. Nachts ist der Husten verstärkt.

Dosierung: Alle Potenzen sind brauchbar. Hier ist jeweils die Reaktion abzuwarten. Bei Stauungen sind wohl die etwas höheren Potenzen vorzuziehen, bei den reinen organotropen Behandlungen, also bei Entzündungsbehandlungen, z.B. des Rachens, sind die niedrigeren Potenzen sicher besser D_4 oder D_6.

Silicea — Kieselsäure

Vorkommen: Überall auf der Erde in Quarz, Glimmer und Feldspat.
Leitsymptome: Dieses Mittel gehört in den Bereich der Psora. Es ist ein kaltes Mittel. Frieren ist sicher eines der ausgeprägtesten Eigenschaften. Jede Art von Kälte wird als negativ empfunden. Demnach ist Wärme geradezu ein Therapiemittel. Alle Beschwerden verschlimmern sich durch unterdrückte Absonderungen. Schweiße riechen übel. Die Wirkung von Silicea ist tiefgreifend, aber langsam. Es ist Haut und Schleimhautmittel. Jedoch alle möglichen Eiterungen lassen sich mit Silicea behandeln. Der Eiter stinkt. Neigung zu Abszeßbildungen, Fistelbildung, Hautgeschwüren usw. und Nachtschweißen, besonders am Kopf.
Atmungsorgane: Fließschnupfen oder trockene Schleimhäute und Stockschnupfen. Die Absonderungen sind scharf und wundmachend. Eiterungen in den Nebenhöhlen. Rasseln im Brustkorbbereich. Die Ausscheidungen riechen übel, sind zäh und eitrig gelb bis blutig. Ein Mittel für chronische Vereiterungen, die nicht heilen wollen. Der Husten ist hart, quälend, langdauernd und erschöpfend. Verschlimmerungen morgens früh und nachts.
Dosierung: Bei akuten Prozessen D_3 - D_6 in täglich einer Gabe über längere Zeit. Bei chronisch oder konstitutionellen Belangen sind die D_{30} oder höher in seltenen Gaben 1 x wöchentlich oder alle 14 Tage eine Gabe angebracht.

Spigelia — Wurmkraut

Vorkommen: Mittelamerika, Brasilien, Indien und andere tropische Teile Süd-Amerikas.
Leitsymptome: Große Erregung mit Angst (Herzangst). Das Herz hat

eine stürmische Schlagfolge und schmerzt sehr. Andere Schmerzen treten in periodischer Reihenfolge auf. Die Beschwerden und Schmerzen sind meist linksseitig orientiert. Entsprechend wirkt das Mittel. Jedoch bedeutet dies nicht, daß Spigelia bei entsprechender Symptomenlage nicht auch für Probleme der rechten Seite eingesetzt werden kann. Es ist immer eine Frage der Leitsymptome. Verschlimmerungen sind durch kalte Luft, Wetterwechsel und Sturm zu verzeichnen, ebenfalls durch Bewegung, Berührung, Geräusche, Erschütterungen, Besserung in Ruhe.
Atmungsorgane: Der Husten ist trocken und quälend. Der Schnupfen ist mit viel Schleim verbunden, der in den Rachen läuft. Die Nase ist meist verstopft. Jedoch kann der Schleim abgehustet werden.
Dosierung: D_3 - D_6

Spongia — Schwamm — Badeschwamm

Vorkommen: Mittelmeer, Rotes Meer, Atlantik.
Leitsymptome: Das Pferd ist schreckhaft und sehr ängstlich. Der Husten ist trocken und hart. Die Atmung hört sich wie durch einen Schwamm an. Sie ist erschwert. Verschlimmerung tritt nachts ein, ebenfalls durch Bewegung, aber auch während des Schlafes, durch Kälte, Wind und bei Berührung. Besserung durch Wärme, Ruhe, Fressen und Trinken.
Atmungsorgane: Trockener, bellender Husten, der sehr quälend ist, gar nicht mehr aufhörend, Tag und Nacht. Das Pferd hat ein Gefühl des Zusammenschnürens des Halses. Der Auswurf ist wenig, aber schwierig. Asthmatische Beschwerden in den letzten Stadien.
Dosierung: D_3

Squilla maritima — Meerzwiebel

Vorkommen: Eine rote Zwiebel, die an den Küstengebieten des Mittelmeeres wächst.
Leitsymptome: Dieses Mittel enthält Digitaloide. Dies sind Digitalisglykoside (Mittel zur Förderung der Leistungsfähigkeit des Herzens.) zweiter Ordnung. Aus diesem Grunde ist es einsetzbar bei kardialen Hydrops (Herzödem oder auch Herzwassersucht genannt). Verringerte Urinausscheidung.

Atmungsorgane: Viel Schleimrasseln. Er löst sich nur schwer beim Husten. Fließschnupfen mit wundmachendem Sekret. Beim Husten verliert das Pferd Urin. Bei chronischer Bronchitis wird das Mittel als Schleimlösemittel benutzt.
Dosierung: In der Regel tiefe Potenzen D_4 Bei kardialen Hydrops alle 2 Stunden 1 1/2 ccm. Ich habe dieses Mittel bei diesem Problem nur einmal in La Paz bei einer Höhe von rund 4000 m eingesetzt. Dort hat es geholfen.

Stannum jodatum — Stannojodid

Leitsymptome: Kitzelhusten, Auswurf eitrig, leicht löslich. Nachtschweiß. Atemnot, verschleppte Katarrhe, die sich vom Winter über das ganze Frühjahr bis in den Sommer hineinziehen.
Atmungsorgane: Auswurf schleimig, eitrig, leicht löslich. Kitzelhusten, siehe Leitsymptome.
Dosierung: D_3 - D_6

Stannum metallicum — Metallisches Zinn

Leitsymptome: Allgemeine Schwäche, Nervenschwäche, jede Art von Anstrengung ist zuviel. Reizhusten, große Schwäche. Der Auswurf ist reichlich schleimig und grün. Verschlimmerungen früh gegen 4.00 -5.00 Uhr. Alle Schmerzen, z.B. Koliken oder Nervenschmerzen, steigen morgens mit der Sonne langsam und nehmen abends in der Regel wieder langsam ab.
Atmungsorgane: Große Hinfälligkeit. Viel Schleim in der Luftröhre, der durch Husten leicht herausgebracht werden kann. Dennoch ist der Husten heftig und erschütternd. Der Auswurf sieht gelb wie eine Zitrone oder aber grün aus, je nachdem wie stark die Entzündung ist.
Dosierung: D_3 - D_6. Wenn es sich jedoch mehr um nervliche Leiden handelt, sind höhere Potenzen vorzuziehen.

Staphysagria — Läusekörner — Stephanskörner

Vorkommen: Südeuropa, Vorderasien, Nordafrika.
Leitsymptome: Ein psorisches Mittel mit Neigung zu Hautausschlägen. Es ist ein Mittel, das Hirn, Rückenmark und periphere Nerven angreift. Das Pferd ist sehr stark reizbar, total unruhig und dauernd verärgert. Es sind Müdigkeit und Abgeschlafftheit vorhanden. Besserung durch Liegen. Abneigung gegen das andere Geschlecht. Nachts schlaflos und am Tage dauernd müde. Bei Hautproblemen scheuert es sich wegen des starken Juckreizes. Verschlimmerungen morgens gegen 3.00 Uhr und beim Aufwachen. Kälte verschlimmert. Folge von Operationen oder Schnittwunden. Diese heilen mit Staphysagria besser zu.
Atmungsorgane: Naseninnenseite wund. Fließschnupfen. Der Husten ist heftig. Der Schleim löst sich nur schwer.
Dosierung: Will man die Konstitution erreichen, also den nervalen Teil, so sollten Sie die höheren Potenzen wählen, sonst bei örtlichen Behandlungen die tiefen Potenzen D_3 - D_4

Sticta pulmonaria — Lungenflechte — Lungenmoos

Vorkommen: Amerikanischer Kontinent.
Leitsymptome: Katarrhalischer Husten, der in die Bronchien absteigt. Die Schleimhäute der oberen Luftwege sind trocken und schmerzen. Es kommt wegen der Trockenheit der Schleimhäute leicht zu Verschorfungen. Ein Kitzelhusten, mehr aus dem oberen Rachenraum kommend, ist äußerst schmerzhaft.
Atmungsorgane: siehe Leitsymptome. Weiter ist zu sagen: Es sind meist akute Schnupfen. Die Nasenwurzel ist schmerzhaft, der Schnupfen ist wässerig und verstopft die Nase. Es kommt zu Schorfbildungen. Alle Erkältungen gehen von der Nase über den Rachen in die Bronchien. Fressen macht wegen des trockenen Rachens Beschwerden. Verschlimmerung ist am Abend und in der Nacht festzustellen. Wenn ein Pferd häufig Erkältungsschnupfen hat, der in eine Bronchitis übergeht, sollten Sie an dieses Mittel denken.
Dosierung: D_3

Stramonium — Stechapfel

Vorkommen: Fast überall auf der Erde. Ursprüngliche Heimat ist Amerika.
Leitsymptome: Erregungszustände höchsten Grades. Pferde mit Stramoniumsymptomen sind mit Vorsicht zu genießen. Sie können wilde Erregungszustände haben, die zu unberechenbaren Delirien und Tobsuchtsanfällen führen. So ein Pferd läßt sich nur durch Zureden beruhigen und mit Stramonium hoher Potenz in seltenen Gaben behandeln. Das Pferd sucht Licht. In der Dunkelheit wird es nervös. Die Stimmung des Pferdes wechselt von einer Sekunde zur anderen. Die Augen haben einen wild glänzenden Ausdruck. Verschlimmerung im Dunkeln. Verschlimmerung durch unterdrückte Sekretion. Grelles Licht, auch glänzende Gegenstände, verschlimmern ebenfalls. Verschlimmerung durch Kälte und Schlaf. Die Bewegungen sind unkontrolliert im Bewegungsablauf. Das Pferd schwankt. Krampfartige Bewegungen oder Lähmungen können vorhanden sein.
Atmungsorgane: Erstickungsanfälle, Krampfhusten mit allgemeinen Krämpfen. Kaltes Wasser trinken verschlimmert. Fressen ist kaum möglich, da der Schlund wie zugeschnürt ist. Schlucken ruft gleich Krämpfe im Schlund hervor. Anfälle von Asthma mit Erstickungsempfinden.
Dosierung: Tiefpotenzen bei direkten Anfällen von Asthma in kurzen Abständen. Sonst hohe Potenzen in größeren Abständen.

Sulfur — Schwefel

Schwefel gehört in der Homöopathie zu den wohl am meisten gebrauchten Mittel, da er sehr vielseitig verwendbar ist.
Leitsymptome: Konstitution ist psorisch. Es ist das erste Mittel, das ich einsetze, wenn ich Patienten nach Cortisonbehandlung bekomme. **Sulfur D_{30}** als sogenanntes Kanalisationsmittel, um die Blockierung des Cortisons zu durchbrechen, was unbedingt notwendig ist, wenn man homöopathische Behandlung durchführen möchte, hat sich bestens bewährt, aber auch als Zwischenmittel, wenn trotz richtig gewähltem homöopathischen Mittel die Therapie nicht anschlagen will. Der Sulfurtyp ist ein »Gammeltyp mit Abneigung gegen Wasser und Waschen«. Auf das Pferd könnte man wie folgt übertra-

gen: Am wohlsten fühlt sich das Pferd, wenn es schön verschmutzt ist. Es wälzt sich im größten Dreck, und Putzen mißfällt ihm. Wasser ist ihm zuwider. Nicht etwa, weil es dadurch sauber werden würde. Nein, das könnte es geistig nicht verstehen. Jedoch ist Wasser ein Element, das in der chinesischen Lehre eines der 5 Elemente ist und einen YIN-Zustand beinhaltet. Siehe Erklärungen in der Akupunktur, Seite 44 und 45 des Buches »Naturheilkunde — Bewährte Behandlungsmethoden bei Pferdekrankheiten«. Es ist die Ausstrahlung der Leere, des Negativen, der Energieverminderung. Es fehlt die Aktivität, die Energie im Positiven. Diese Menschen — oder auch Pferde — können diese negative Energie nicht kompensieren. Sie ist ihnen unsympathisch, folglich meiden sie Wasser — »diese negative Energie« — und weichen ihm aus. Die Hautausschläge sind entsprechend. Es gibt Hautausschläge aller Art, und Wasser verschlimmert diese. Die Hautausschläge sind juckend und brennend und verschlimmern sich nachts und durch Wärme. Häufiges Scheuern. Viele Rezidiven aller Entzündungen. Folgen von unterdrückten oder zurückgebildeten Hautausschlägen. Verschlimmerung durch Nässe, Kälte, Wasser und Wetterwechsel. Verschlimmerung im Stehen und in der Ruhe. Besserung durch Bewegung, Wärme und trockenes Wetter. Der Schlaf ist oberflächlich.
Atmungsorgane: Neigung zu Erkältungen. Nasensekrete beim Schnupfen sind wundmachend. Die Schleimhäute sind geschwollen mit leichten Geschwürbildungen. Der Husten ist trocken oder locker mit viel Auswurf gelb-eitrigen Schleimes. Der ausgeworfene Schleim stinkt. Schweiße treten früh oder in der Nacht auf und sind übelriechend. Zu Sulfur passen auch Katarrhe der Bronchien und der Lungen, ferner Brustfellentzündung, feucht oder trocken.

Dosierung: Als Konstitutions- oder Zwischenmittel D_{30} und etwa 6-7 Tage warten, um dann weiter zu therapieren. Bei unterdrückten Hautleiden sind hohe Potenzen ebenfalls erforderlich, z.B. D_{200} eine Gabe und etwa 1-2 Wochen warten. Damit kann man alte unterdrückte Hautleiden wieder an die Oberfläche holen. Wir erinnern uns: Alle Hautleiden, die von außen nach innen gedrückt werden, verschlimmern die gesamten Probleme. Also Hände weg von Cortison. Wer Cortison außer in lebensbedrohenden Situationen einsetzt, handelt nicht im Sinne seiner Fürsorgepflicht! Bei Schwefel gibt es keine festen Grenzen. Es sind die Tief- wie auch die Hochpotenzen brauchbar und beliebt. Tiefere Potenzen D_3 - D_6 oder mittlere Potenz D_{12} gebe man 1-3 x täglich. Je höher man geht, desto seltener. Die Abstände gehen bis zu Wochen oder auch nur als einmalige Gabe.

Syphilinum — Lüsinim

Vorkommen: Es ist aus dem lütischen Sekret (Seuche — Lustseuche) hergestellte Nosode.
Atmungsorgane: Geschwürbildung an den Schleimhäuten und dem Kehlkopf mit grauem Grund. Asthmaanfälle bei warmen Wetter. Anfallsweise Asthmaanfälle von spastischer Art. Sie treten bei Gewitter oder nachts auf. Der Auswurf beim Husten ist von dickem Eiter. Dieser kann gelb oder grün oder gemischt sein. **Alle Attacken finden in der Nacht statt.**
Dosierung: Dieses Mittel sollte man nur als Zwischenmittel einsetzen. Alle 2-3 Wochen 1 Dosis.

Tarantula cubensis — Vogelspinne

Vorkommen: Süd-Amerika, Teile Nordamerikas.
Leitsymptome: Geschwüre, Abszesse, Furunkel, Karbunkel mit starken Entzündungen und Schmerzen; schlafraubend. Die Umgebung ist dunkelrot bis blauschwarz. Die Entzündungen wollen nicht reifen und zur Ausheilung kommen. Ruhe verschlimmert den Schmerz. Dauerndes Sich-bewegen und Umherlaufen wird abverlangt. Das Fieber kann sehr hoch sein. Neigung zur Sepsis (Blutvergiftung).
Atmungsorgane: Beim Husten kann der Harn nicht gehalten werden. Große Halsschmerzen, Probleme beim Fressen.
Dosierung: Tropfen oder Injektionen von mittlerer bis höherer Potenz.

Tarantula hispanica — Tarantel — Wolfsspinne

Vorkommen: Italien und Spanien.
Leitsymptome: Enthält in der Hauptsache ein Nervengift. Ständiger Zustand der Erregung, Drang zur Bewegung, Unruhe und Krämpfe. Wie für alle Spinnengifte hat der ganze Körper ein Kältegefühl. Überempfindlichkeit der Sinnesorgane. Das Pferd ist lichtempfindlich, geräuschempfindlich. Musik wird als sehr positiv, aber auch als sehr negativ empfunden. Bewegung verschlechtert alles, obwohl Bewegungsdrang herrscht. Die Beschwerden treten periodisch auf. Besserung nachts und im Schlaf.

Atmungsorgane: Trockener, krampfhafter Husten, oder lockerer Husten mit Auswurf von dickem Schleim, der eitrig-gelb aussieht. Erstickungsangst durch Beengungsgefühl auf der Brust. Der Auswurf ist nachts verstärkt.
Dosierung: D_{30} bei chronischen Fällen und tiefer, D_{12} - D_6 bei akuten Symptomen. Auch Injektionen sind empfehlenswert.

Thuja occidentalis — Lebensbaum

Vorkommen: Nordamerika und in Europa.
Leitsymptome: Folgen von chronischen Infektionen, auch konstitutioneller Tripper, Sykosis-Typus. Folgen von Erkältungen, feuchte Ställe, ewige Durchnässung. Die Beschwerden treten periodisch auf, — plötzlich und verschwinden auch ebenso, um dann wieder aufzutauchen. Die Schmerzen sind ziehend, spannend, stechend, juckend an Haut und Schleimhaut. Es gibt Warzen und Feigwarzen (diese sehen aus wie kleine Blumenkohlgebilde.) Schleimhautwucherungen. Es gibt hauptsächlich 2 extreme Typen. Einmal das träge, fette, lustlose, faule Pferd, zum anderen mal das kränklich dünn aussehende Pferd mit vielen Hautstörungen. Verschlimmerungen sind abends und nachts zu erwarten. (von 16.00 - 4.00 Uhr). Verschlimmerungen bei Regen, Kälte, vor und während Gewitter und Sturm. Verschlimmerung in der Ruhe, Ausnahme: Gelenkschmerzen, diese bessern sich durch Bewegung. Besserung durch Schwitzen, Wärme (Warmanwendung) und wieder eintretende Absonderungen, z.B. Nasensekrete.
Atmungsorgane: Schleimhautwucherungen. Sekrete sind dünn oder dick, zäh, eitrig-grün, scharf. Die Nasenlöcher werden wund. Trinken von kaltem Wasser reizt zu Husten.
Dosierung: Alle Potenzierungen von der D_3 ab aufwärts sind brauchbar.

Tuberculinum — Tuberkulin

Leitsymptome: Abmagerung, Schweiße, Schwäche. Immer wiederkehrende Fieber und Erkältungen. Katarrhe der Schleimhäute. Chronisch wiederkehrende Hautausschläge. Schwellung von Lymphdrüsen mit Eiterungen. Konstitution: Psora der ersten Kategorie. Alle möglichen infektiösen Prozesse, die sich verschleppen und nicht heilen wollen. Verschlimmerungen durch Nässe, Kälte und Wetterwechsel. Verschlimmerung in geschlossenen Ställen... frische Luft ist verlangt und gefordert. Verschlimmerung durch Belastung geringster Art. Besserung durch Ruhe, frische Luft und Schweiße am Morgen. Schweiße in der Nacht dagegen machen Unruhe.

Atmungsorgane: Chronisch wiederkehrende Schnupfen, kälteempfindlich, Stirn- und Nebenhöhlenentzündungen. Hustenreiz durch trockenen Hals und Kehlkopf. Chronisch wiederkehrende Bronchitiden. Auswurf erschwert und eitrig. **Stets das Verlangen nach frischer Luft** (ganz wichtig zu erkennen). Das Pferd mag wegen des häufigen Mangels an frischer Luft nicht in den Stall. Es kann keinen Durchzug ertragen und ist kälteempfindlich.

Dosierung: Etwa D_{15} in seltenen Gaben, gerade soviel, um einen Reiz zu erhalten. Es wird auch noch höher dosiert, etwa C-Potenzen, oder D_{200}. Zeit lassen bei einer weiteren Gabe ca. 3-5 Wochen, sobald die Reaktion abgeklungen ist. Tuberkulin wirkt tief und lange. Bei Fieber sollte Tuberkulin **nicht** angewendet werden. Für die Atmungsorgane ist das **Alt-Tuberkulin** brauchbar in den Anfangsstadien der immer wiederkehrenden Erkältungskrankheiten, wenn **kein Fieber besteht.**

Bacillin Burnett bei allen schleimig-eitrigen Auswürfen, sei es bei der Bronchitis oder auch der Broncho-Pneumonie. Es fördert den Auswurf. Gegeben wird D_{30} und höher in äußerst seltenen Gaben.

Veratrum viride — Grüne Nieswurz

Vorkommen: auf feuchtem Gelände Nordamerikas.

Leitsymptome: Starkes Fieber, kalte Schweißausbrüche, harter gespannter Puls, Kreislaufschwäche. Mit fortschreitender Kreislaufschwäche wird der Puls weicher, und es kommt zu Herzrhythmusstörungen und aussetzendem Puls. Durch Übelkeit fühlt sich das Pferd elend, es macht einen schrecklichen Eindruck. Jede Art von zügiger Bewegung bekommt ihm nicht. Es fühlt sich besser, wenn es liegt.

Atmungsorgane: Trockener Husten, Hals ist trocken, große Atemnot. Die Atemfrequenz fällt stark ab. Lungenentzündung mit Herzschwäche.

Dosierung: Bei ganz akuten Prozessen sind tiefste Potenzen von der Tinktur bis D_3 in häufigen Gaben stündlich 10 Tropfen zu geben. Dies gilt für eine kurze Zeit. Wenn es dem Pferd dann besser geht, werden die Potenzen etwas erhöht und die Einnahmeabstände vergrößert. In kürzeren Abständen muß die Körpertemperatur gemessen werden. Sollte diese abfallen, so muß die Tiefpotenz abgesetzt werden.

Verbascum — Wollkraut — Königskerze

Vorkommen: Nordafrika, Mitteleuropa.
Leitsymptome: Bei Katarrhen als Expektorans und Neuralgien (vorwiegend die Trigeminus-Neuralgie). Bellhusten, der hohl klingt. Nasenkatarrhe mit Unkonzentriertheit des Pferdes. Der Husten hört sich wie die **Töne einer Trompete an.**
Dosierung: Tiefpotenzen D_3 - D_6

Zincum metallicum — metallisches Zink

Leitsymptome: Große motorische Unruhe. Muß sich immerzu bewegen. Meist überarbeitete Pferde mit Zittern und Schwäche. Muskelzucken und Krämpfe. Meist sind die Schmerzen plötzlich auftretend. Verschlimmerungen durch unterdrückte Hautausschläge, unterdrückte Ausscheidungen, wie z.B. Schweiß oder Rosse. Verschlimmerung durch konzentriertes Arbeiten und nach dem Essen. Besserung durch vermehrte Ausscheidungen und während des Fressens, Besserung durch Bewegung und im Freien. Hirnreizungen bei Infektionskrankheiten. Rückenschmerzen des 1. Lendenwirbels. Dieses Mittel ist ein psorisches Mittel.
Atmungsorgane: Der Husten ist krampfhaft und gibt ein zusammenschnürendes Gefühl. Der Schnupfen ist von flüssiger Form und verstopft dennoch die Nase. Auf der Nase ist ein Gefühl des Druckschmerzes festzustellen. Nach dem Fressen wird der Husten schlimmer. Der Auswurf ist häufig blutgestreift. Wenn der Schleim sich löst, wird die Atmung leichter.
Dosierung: D_6 - D_{12}. - Wenn die Probleme sich mehr im neurologischen Bereich zeigen, so sollte man höher in der Potenz sein, D_{30} wie einschlägige Literatur zeigt.

Zingiber officinale — Ingwer

Vorkommen: Indien, China, Nordafrika.
Leitsymptome: Dieses Mittel gehört der Konstitution der Sykose an. Brot wird nicht vertragen. Das Pferd bekommt Magenschmerzen. Verschlimmerung aller Probleme bei naßkaltem Wetter.
Atmungsorgane: In der Nase herrscht Trockenheit mit Verstopfung. Das Sekret ist fließend und — wie so häufig im Freien —, in frischer Luft verstärkt fließend. Der Kehlkopf schmerzt. Gegen Morgen ist sehr starker Husten vorhanden mit großer Atemnot — asthmatische Beschwerden — jedoch ohne die sonst übliche Angst mangelnder Luft. Naßkaltes Wetter verschlimmert. Wenn das Bronchialasthma vorhanden ist, so stellen sich meist auch Magenbeschwerden ein. Um genauer zu sein: Das Asthma geht vom Magen aus. Der hintere Rachen ist total trocken und löst ebenfalls Asthma aus mit riesiger Atemnot.
Dosierung: Kommen Magenbeschwerden hinzu, so sind die niedrigen Potenzen vorzuziehen D_1 - D_6. - Kommt man aber in den asthmatischen Prozeß, so ist die D_{30} besser, da weniger Reiz auf das Nervensystem wirkt, d.h. auch die Konstitution bekommt man mit Hochpotenzen besser in den Griff.

Potenzen und Potenzwahl

Hergestellt werden die Potenzen entweder mit 45%igem-, 60%igem oder 90%igem Alkohol (es kommt auf den jeweiligen Stoff an, aus dem ein homöopathisches Mittel hergestellt werden soll) oder aus einer wässerigen Lösung (mit Arzneigehalt 1:10 = D_1 oder Arzneigehalt 1:100 = D_2) oder Verreibungen mit Milchzucker sowie Globuli (Streukügelchen).

Abkürzungen:
∅ = Urtinktur = reiner Arzneistoff
D = Dezimalpotenz = 1:10 = D_1
C = Zentesimalpotenz = 1:100 = C_1
LM = 1:50 000
dil = Dilution oder Verdünnung
glob = Globuli oder Streukügelchen

Ich empfehle Ihnen, falls die homöopathischen Therapien Neuland für Sie sind, viermal täglich die D_6 - D_{12} zu gebrauchen, 1 ccm in der Dilution oder ca. 15 Globuli zu verabreichen. Dies gilt für **akute** Prozesse.
Wenn Sie feststellen, daß sich das Problem verringert, können Sie bis zur Ausheilung bis D_{30} oder C_{30} gehen in seltenen Gaben. Sulfur z.B. 1 mal wöchentlich 1 Gabe 15 glob. Sie werden an der Besserungs- oder auch Verschlimmerungsreaktion feststellen, wie lange das richtige Simile wirkt. Ich selbst arbeite meistens mit gutem Erfolg in D_6 - D_8 C_{30} LM_{18} D_{200} usw.
D_{30} C_{30} C_{200} C_{500} $C_{1\,000}$ und alle LM-Potenzen zählen zu den Hochpotenzen. Die LM-Potenzen können in kürzeren Zeitabständen gegeben werden als die C-Potenzen.
Alle Potenzen von D_8 D_{12} D_{15} D_{23} bezeichne ich als Mittelpotenz, somit alle Potenzen 0 bis D_6 als Tiefpotenzen.

Literaturhinweis

Julius Metzger:	Gesichtete homöopathische Arzneimittellehre, Haug-Verlag, 6. Auflage
Karl Stauffer:	Klinische homöopathische Arzneimittellehre, Johannes Sonntag, Verlagsbuchhandlung, Regensburg, 6. Auflage 1974
Kents Repertorium:	übersetzt von Dr. med. Künzli von Fimmelsberg und Dr. med. Georg v. Keller, Haug Verlag, 8. Auflage.

Arzneimittelregister

Abies canad. = Abies canadensis
Abies nigr. = Abies nigra
Abrotan. = Abrotanum
Absinth. = Absinthium
Acalyph. ind. = Acalypha indica
Acid. acet. = Acidum aceticum
Acid. benz. = Acidum benzoicum
Acid. carbol. = Acidum carbolicum
Acid. fluor. = Acidum fluoricum
Acid. formic. = Acidum formicicum
Acid. hydrocyan. = Acidum hydrocyanicum
Acid. lact. = Acidum lacticum
Acid. mur. = Acidum muriaticum
Acid. nitr. = Acidum nitricum
Acid. nitr. mur. = Acidum nitromuriaticum
Acid. oxal. = Acid. oxalicum
Acid. phosph. = Acidum phosphoricum
Acid. picronitr. = Acidum picronitricum
Acid. salicyl. = Acidum salicylicum
Acid. sulf. = Acidum sulfuricum
Aconit. = Aconitum napellus
Acor. cal. = Acorus calamus
Actaea rac. = Actaea racemosa
Actaea spic. = Actaea spicata
Adon. vern. = Adonis vernalis
Adrenal. = Adrenalinum
Agar. musc. = Agaricus muscarius
Agav. am. = Agave americana
Agnus cast. = Agnus castus
Ailanth. gland. = Ailanthus glandulosa
Aletr. farin. = Aletris farinosa
Allium Cep. = Allium Cepa
Aloë = Aloë socotrina
Alston. = Alstonia
Alum. chrom. = Alumen chromicum
Alum. = Alumina. Argilla
Ambr. = Ambra grisea
Ambros. = Ambrosia artemisia
Ammoniac. Gummi = Ammoniacum Gummi
Ammon. acet. liqu. = Ammonii acetici Liquor (Liquor ammonii acetici)
Ammon. benz. = Ammonium benzoicum
Ammon. brom. = Ammonium bromatum
Ammon. carb. = Ammonium carbonicum
Ammon. caust. = Ammonium causticum
Ammon. jod. = Ammonium jodatum
Ammon. mur. = Ammonium muriaticum (chloratum)
Ammon. phosph. = Ammonium phosphoricum
Amyl. nitros. = Amylium nitrosum

Anacard. occ. = Anacardium occidentale
Anacard. or. = Anacardium orientale
Angust. spur. = Angustura spuria
Angust. = Angustura vera
Anhalon. = Anhalonium
Animasa = Animasa
Anis. stell. = Anisum stellatum (Illicium)
Anthracin. = Anthracinum
Antim. arsen. = Antimonium arsenicosum
Antim. crud. = Antimonium crudum
Antim. sulf. aur. = Antimonium sulfuratum aurantiacum
Antim. sulf. nigr. = Antimonium sulfuratum nigrum
Antim. tartar. = Antimonium tartaricum
Antipyrin. = Antipyrinum
Apis mell. = Apis mellifica
Apisin. = Apisinum
Apoc. cannab. = Apocynum cannabinum
Apomorph. = Apomorphinum muriaticum
Aqu. chlor. = Aqua chlorata
Aqu. gland. querc. = Aqua glandium quercus
Aqu. marin. = Aqua marina
Aqu. silic. = Aqua silicata
Aral. racem. = Aralia racemosa
Aran. diad. = Aranea diadema
Arctium Lappa = Arctium Lappa
Arenaria = Arenaria
Arg. jod. = Argentum jodatum
Arg. met. = Argentum metallicum
Arg. nitr. = Argentum nitricum
Arnic. = Arnica montana
Arsen. alb. = Arsenicum album
Arsen. jod. = Arsenicum jodatum
Arsen. sulf. flav. = Arsenicum sulfuratum flavum
Artem. vulg. = Artemisia vulgaris
Arum mac. = Arum maculatum
Arum triph. = Arum triphyllum
Arundo maur. = Arundo mauritanica
Asa foet. = Asa foetida
Asar. europ. = Asarum europaeum
Asclep. tub. = Asclepias tuberosa
Aescul. glabra = Aesculus glabra
Aescul. hippoc. = Aesculus hippocastanum
Asparag. = Asparagus
Aspirin. = Aspirinum
Asterias rub. = Asterias rubens
Aether = Aether
Aethiops antimon. = Aethiops antimonalis
Aethus. cynap. = Aethusa cynapium
Atriplex = Atriplex
Atropin. sulf. = Atropinum sulfuricum
Aur. brom. = Aurum bromatum
Aur. colloid. = Aurum colloidale
Aur. jod. = Aurum jodatum
Aur. met. = Aurum metallicum
Aur. mur. = Aurum muriaticum
Aur. mur. natr. = Aurum muriaticum natronatum
Aur. natr. chlor. = Aurum natrium chloratum
Aur. sulf. = Aurum sulfuratum
Avena sat. = Avena sativa

Bacillin. = Bacillinum Burnett
Badiag. = Badiaga
Bals. peruv. = Balsamum peruvianum
Baptis. tinct. = Baptisia tinctoria

Bar. acet. = Barium aceticum
Bar. carb. = Barium carbonicum
Bar. jod. = Barium jodatum
Bar. mur. = Barium muriaticum
Bar. phosph. = Barium phosphoricum
Bar. sulf. = Barium sulfuricum
Bellad. = Belladonna
Bellafolin = Bellafolin
Bellis. per. = Bellis perennis
Berb. aquif. = Berberis aquifolium
Berb. vulg. = Berberis vulgaris
Bism. met. = Bismutum metallicum
Bism. nitr. = Bismutum nitricum
Bism. val. = Bismutum valerianicum
Blatta = Blatta orientalis
Borax ven. = Borax veneta
Bothr. lanc. = Bothrops lanceolatus
Bovist. = Bovista
Brom. = Bromum
Bryon. = Bryonia alba
Bufo = Bufo rana

Cact. grand. = Cactus grandiflorus
Cadm. sulf. = Cadmium sulfuricum
Calab. = Calabar
Calad. seguin. = Caladium seguinum
Calam. = Acorus Calamus
Calc. acet. = Calcium aceticum
Calc. acet. solut. = Calcium aceticum solutum
Calc. arsen. = Calcium arsenicosum
Calc. brom. = Calcium bromatum
Calc. carb. = Calcium carbonicum
Calc. caust. = Calcium causticum
Calc. chlor. = Calcium chloratum
Calc. fluor. = Calcium fluoratum
Calc. hypophosph. = Calcium hypophosphorosum
Calc. jod. = Calcium jodatum
Calc. oxal. = Calcium oxalicum
Calc. phosph. = Calcium phosphoricum
Calc. picrin. = Calcium picrinicum
Calc. stib. sulf. = Calcium stibiato-sulfuratum
Calc. sulf. = Calcium sulfuricum
Calcul. renal. = Calculi renales
Calend. off. = Calendula officinalis
Calom. = Calomel
Calth. pal. = Caltha palustris
Camph. = Camphora
Camph. monobrom. = Camphora monobromata
Cancroin. = Cancroinum
Cann. ind. = Cannabis indica
Cann. sat. = Cannabis sativa
Canthar. = Cantharis
Capsic. ann. = Capsicum annuum
Carbon. = Carboneum
Carb. anim. = Carbo animalis
Carb. veget. = Carbo vegetabilis
Card. mar. = Carduus marianus
Card. bened. = Carduus benedictus
Castan. vesc. = Castanea vesca
Castor. = Castoreum
Castor equi = Castor equi
Cauloph. thal. = Caulophyllum thalictroides
Caustic. = Causticum
Ceanoth. am. = Ceanothus americanus
Cedron = Cedron
Cepa All. = Cepa Allium
Cer. oxal. = Cerium oxalicum
Chamaed. = Chamaedrys
Chamom. = Chamomilla

Chap. amarg. = Chaparro amargosa
Chelidon. = Chelidonium majus
Chenopod. = Chenopodium
Chenopod. anthelm. = Chenopodium anthelminticum
Chimaph. mac. = Chimaphila maculata
Chimaph. umb. = Chimaphila umbellata
China = China regia
Chinin. arsen. = Chininum arsenicosum
Chinin. ferro-citr. = Chininum ferro-citricum
Chinin. mur. = Chininum muriaticum
Chinin. valer. = Chininum valerianicum
Chionanth. am. = Chionathus americana
Chloralhydr. = Chloralhydratum
Chloroform. = Chloroformium
Chlor. = Chlorum
Cholest. = Cholesterinum
Chrom. = Chromium
Cichor. int. = Cichorium intybus
Cicut. vir. = Cicuta virosa
Cimex lect. = Cimex lectularius
Cimic. rac. = Cimicifuga racemosa (Actaca)
Cina = Cina
Cinnabar. = Cinnabaris
Cinnam. = Cinnamonum
Cist. canad. = Cistus canadensis
Clemat. erect. = Clematis erecta
Clemat. virg. = Clematis virginia
Clemat. vitalb. = Clematis vitalba
Cobaltum s. Kobaltum
Coca = Coca
Cocain. mur. = Cocainum muriaticum
Coccin. = Coccinella
Coccion. sept. = Coccionella septempunctata
Coccul. ind. = Cocculus indicus
Cocc. cact. = Coccus cacti
Cochl. amor. = Cochlearia amoracia
Cochlear. = Cochlearia officinalis
Codein. phosph. = Codeinum phosphoricum
Codein. sulf. = Codeinum sulfuricum
Coffea = Coffea cruda
Coffein = Coffeinum
Cola s. Kola
Colchic. aut. = Colchicum autumnale
Collins. can. = Collinsonia canadensis
Colocynth. = Colocynthis
Comocl. dent. = Comocladia dentata
Conch. praep. = Conchae praeparatae
Condurang. = Condurango
Con. mac. = Conium maculatum
Convall. maj. = Convallaria majalis
Copaiv. = Copaiva officinalis
Corall. rubr. = Corallium rubrum
Corydal. form. = Corydalis formosa
Crataeg. ox. = Crataegus oxyacantha
Croc. sat. = Crocus sativus
Crotal. horr. = Crotalus horridus
Crot. tigl. = Croton tiglium
Cubeb. = Cubeba
Cumarin. = Cumarinum
Cupr. acet. = Cuprum aceticum
Cupr. arsen. = Cuprum arsenicosum
Cupr. carb. = Cuprum carbonicum
Cupr. met. = Cuprum metallicum

Cupr. oxyd. nigr. = Cuprum oxydatum nigrum
Cupr. sulf. = Cuprum sulfuricum
Curare = Curare
Curcum. = Curcuma
Cyclam. eur. = Cyclamen europaeum
Cynogl. = Cynoglossum
Cypriped. = Cypripedium
Cytis. Lab. = Cytisus Laburnum

Damian. = Damiana
Dictam. = Dictamnus albus
Digit. purp. = Digitalis purpurea
Dioscor. vill. = Dioscorea villosa
Diphtherin. = Diphtherinum
Diuretin = Diuretin
Dolich. prur. = Dolichos pruriens
Doryph. = Doryphora decemlineata
Dracont. foet. = Dracontium foetidum
Dros. rotund. = Drosera rotundifolia
Duboisin. = Duboisinum
Dulcam. = Dulcamara

Echinac. ang. = Echinacea angustifolia
Elaps corall. = Elaps corallinus
Elat. mom. = Elaterium momordica
Epigea = Epigea repens
Equis. arv. = Equisetum arvense
Equis. hiem. = Equisetum hiemale
Ergotin. = Ergotinum
Eriger. can. = Erigeron canadensis
Eriodyct. = Eriodyction californicum
Eryng. aqu. = Eryngium aquaticum
Eucalypt. glob. = Eucalyptus globulus
Eupator. aromat. = Eupatorium aromaticum
Eupator. perfol. = Eupatorium perfoliatum
Eupator. purp. = Eupatorium purpureum
Euphorb. coroll. = Euphorbia corollata
Euphorb. off. = Euphorbium officinarum
Euphras. = Euphrasia
Eupion = Eupion
Evonym. = Evonymus atropurpureus

Farfara = Tussilago farfara
Fel tauri = Fel tauri
Ferr. acet. = Ferrum aceticum
Ferr. arsen. = Ferrum arsenicosum
Ferr. carb. = Ferrum carbonicum
Ferr. citric. = Ferrum citricum
Ferr. cyan. = Ferrum cyanatum
Ferr. hydrobrom. = Ferrum hydrobromicum
Ferr. jod. = Ferrum jodatum
Ferr. lact. = Ferrum lacticum
Ferr. met. = Ferrum metallicum
Ferr. mur. = Ferrum muriaticum (chloratum)
Ferr. ox. = Ferrum oxydatum
Ferr. phosph. = Ferrum phosphoricum
Ferr. picric. = Ferrum picrinicum
Ferr. sulf. = Ferrum sulfuricum
Filix = Filix mas
Formic. ruf. = Formica rufa
Fragar. = Fragaria vesca
Frax. amer. = Fraxinus americana
Fuc. vesic. = Fucus vesiculosus

Galeops. = Galeopsis
Gal. apar. = Galium aparina

Gambogia = Gummi gutti
Gaulth. = Gaultheria procumbens
Gelsem. semp. = Gelsemium sempervirens
Ginseng = Ginseng
Glechoma = Glechoma hederacea
Glonoin. = Glonoinum
Gnaphal. = Gnaphalium polycephalum
Gossyp. = Gossypium herbaceum
Granat. = Granatum
Graphit. = Graphites
Gratiol. = Gratiola officinalis
Grindel. rob. = Grindelia robusta
Guajac. = Guajacum
Guarea = Guarea trichilioides

Hamam. Extr. fl. = Hamamelis Extratum fluidum
Hamam. = Hamamelis virginica
Haematox. = Haematoxylon
Heklae Lava = Heklae Lava
Helix = Helix
Helleb. nig. = Helleborus niger
Heloderm. = Heloderma horridus
Helon. dioic. = Helonias dioica
Hep. sulf. calc. = Hepar sulfuris calcareum
Hippoman. = Hippomanes
Hura brasil. = Hura brasiliensis
Hydrang. = Hydrangea arborescens
Hydrast. can. = Hydrastis canadensis
Hydrocot. = Hydrocotyle asiatica
Hydrophob. = Hydrophobinum
Hyoscyam. nig. = Hyoscyamus niger
Hyperic. perf. = Hypericum perforatum

Iberis am. = Iberis amara
Ichthyol = Ichthyolum
Ignat. = Ignatia amara
Indigo = Indigo
Indium = Indium
Ipecac. = Cephaëlis Ipecacuanha
Iris ten. = Iris tenax
Iris vers. = Iris versicolor

Jaborandi = Philocarpus Jaborandi
Jalap. = Jalapa
Jatroph. curc. = Jatropha curcas
Jodoform. = Jodoformum
Jod. = Jodum
Juglans cath. = Juglans cathartica
Juglans cin. = Juglans cinerea
Juglans reg. = Juglans regia
Juniper. = Juniperus communis
Justic. adh. = Justicia adhadota

Kal. arsen. = Kalium arsenicosum
Kal. bichrom. = Kalium bichromicum
Kal. bromat. = Kalium bromatum
Kal. carb. = Kalium carbonicum
Kal. chlorat. = Kalium chloratum (muriaticum) Chlorkalium
Kal. chloric. = Kalium chloricum chlorsaures Kali
Kal. cyan. = Kalium cyanatum
Kal. ferrocyan. = Kalium ferrocyanatum
Kal. fluor. = Kalium fluoricum
Kal. hypermang. = Kalium hypermanganicum
Kal. jod. = Kalium jodatum
Kal. mur. = Kalium muriaticum (chloratum)
Kal. nitr. = Kalium nitricum
Kal. phosph. = Kalium phosphoricum
Kal. sulf. = Kalium sulfuricum
Kal. tellur. = Kalium telluricum

Kalm. lat. = Kalmia latifolia
Kaolin. = Kaolinum
Kobalt. = Kobaltum
Kola = Kola
Kreos. = Kreosotum

Lac canin. = Lac caninum
Lac deflor. = Lac defloratum
Laches. = Lachesis
Lachnanth. = Lachnanthes tinctoria
Lactuc. sat. = Lactuca sativa
Lactuc. vir. = Lactuca virosa
Lap. alb. = Lapis albus
Lap. renal. = Lapis renalis
Lathyr. sat. = Lathyrus sativus
Latrodect. = Latrodectus mactans
Laurocer. = Laurocerasus
Lava Heklae s. Heklae Lava
Led. pal. = Ledum palustre
Lemn. min. = Lemna minor
Leptand. virg. = Leptandra virginica
Lich. island. = Lichen islandicus
Lil. tigr. = Lilium tigrinum
Linar. = Linaria
Lith. benz. = Lithium benzoicum
Lith. carb. = Lithium carbonicum
Lith. salicyl. = Lithium salicylicum
Lobel. infl. = Lobelia inflata
Lol. tem. = Lolium temulentum
Lupul. = Lupulinum
Lycoperdon bovista s. Bovista
Lycopod. = Lycopodium clavatum
Lycopus virg. = Lycopus virginicus
Lyss. = Lyssinum = Hydrophobinum

Magnes. carb. = Magnesium carbonicum
Magnes. borocitr. = Magnesium borocitricum
Magnes. mur. = Magnesium muriaticum
Magnes. phosph. = Magnesium phosphoricum
Mallandrin. = Mallandrinum
Mallein. = Malleinum
Mancinell. = Mancinella
Mangan. = Manganum
Mangan. acet. = Manganum aceticum
Mar. ver. = Marum verum
Matic. = Matico
Medorrhin. = Medorrhinum
Medus. = Medusa
Melilot. = Melilotus
Meliss. = Melissa officinalis
Melolonth. = Melolontha vulgaris
Menth. pip. = Mentha piperita
Menyanth. = Menyanthes trifoliata
Mephit. put. = Mephitis putorius
Merc. = Mercurius = Hydrargyrum
Merc. acet. = Mercurius aceticus
Merc. aurat. = Mercurius auratus
Merc. bijod. = Mercurius bijodatus
Merc. brom. = Mercurius bromatus
Merc. cyan. = Mercurius cyanatus
Merc. dulc. = Mercurius dulcis
Merc. jod. flav. = Mercurius jodatus flavus
Merc. jod. rub. = Mercurius jodatus ruber (bijodatus)
Merc. nitros. = Mercurius nitrosus
Merc. ox. = Mercurius oxydatus
Merc. phosph. = Mercurius phosphoricus
Merc. praecip. alb. = Mercurius praecipitatus albus
Merc. praecip. rub. = Mercurius praecipitatus ruber

Merc. solub. = Mercurius solubilis Hahnemanii
Merc. subl. = Mercurius sublimatus corrosivus
Merc. sulf. rub. = Mercurius sulfuratus ruber
Merc. sulfuric. = Mercurius sulfuricus
Merc. viv. = Mercurius vivus
Mespil. germ. = Mespilus germanica
Methylenblau
Mezer. = Daphne Mezereum
Millefol. = Millefolium
Mitch. rep. = Mitchella repens
Momord. = Momordica Balsamina
Morbill. = Morbillinum
Morphium = Morphium
Morph. mur. = Morphium muriaticum
Mosch. = Moschus
Murex = Murex purpurea
Mygal. = Mygale lasiodora
Myosot. arvens. = Myosotis arvensis
Myric. cer. = Myrica cerifera
Myrist. sebif. = Myristica sebifera
Myrtill. = Myrtillus
Myrt. com. = Myrtus communis

Naja trip. = Naja tripudians
Naphthal. = Naphthalinum
Natr. arsen. = Natrium arsenicosum
Natr. benz. = Natrium benzoicum
Natr. bicarb. = Natrium bicarbonicum
Natr. brom. = Natrium bromatum
Natr. carb. = Natrium carbonicum
Natr. cholein. = Natrium choleinicum
Natr. hypochloros. = Natrium hypochlorosum
Natr. jod. = Natrium jodatum
Natr. mur. = Natrium muriaticum
Natr. nitr. = Natrium nitricum
Natr. phosph. = Natrium phosphoricum
Natr. salicyl. = Natrium salicylicum
Natr. silic. = Natrium silicicum
Natr. sulf. = Natrium sulfuricum
Niccol. = Niccolum
Nicotin. = Nicotinum
Nuph. lut. = Nuphar luteum
Nux jugl. = Nux juglans
Nux mosch. = Nux moschata
Nux vom. = Nux vomica
Nymph. = Nymphaea lutea

Oleand. = Oleander
Ol. anim. = Oleum animale Dipelli
Ol. Jecor. as. = Oleum Jecoris aselli
Ol. Terebinth. crud. = Oleum Terebinthinae crudum
Oenanth. croc. = Oenanthe crocata
Onkolysin. = Onkolysinum Nebel
Onosmod. = Onosmodium virginicum
Oenoth. bienn. = Oenothera biennis
Oophorin = Oophorin
Opium = Opium
Orexin. tann. = Orexinum tannicum
Origan. = Origanum vulgare
Ornithogal. = Ornithogalum
Osmium = Osmium

Paeon. = Paeonia
Pallad. = Palladium

Pareir. = Pareira brava
Paris quadr. = Paris quadrifolia
Passifl. inc. = Passiflora incarnata
Pertussin (Mattes)
Petrol. = Petroleum
Petrosel. = Petroselinum
Phaseol. = Legumen Phaseoli
Phell. aqu. = Phellandrium aquaticum
Phloridz. = Phloridzinum
Phosph. = Phosphorus
Physostigm. = Physostigminum
Phytol. dec. = Phytolacca decandra
Pilocarpin. = Pilocarpinum
Pin. silvest. = Pinus silvestris
Pip. methyst. = Piper methysticum
Pix liqu. = Pix liquida
Plant. maj. = Plantago major
Plasma = Plasma de Quinton
Platin. = Platinum
Platin. chlor. = Platinum chloratum
Plumb. acet. = Plumbum aceticum
Plumb. carb. = Plumbum carbonicum
Plumb. jod. = Plumbum jodatum
Plumb. met. = Plumbum metallicum
Plumb. nitr. = Plumbum nitricum
Pneumococc. = Pneumococcinum (Nebel)
Podophyll. pelt. = Podophyllum peltatum
Popul. trem. = Populus tremuloides
Prostaden. = Prostadenum
Prun. spin. = Prunus spinosa
Psorin. = Psorinum
Ptelea = Ptelea trifoliata
Pulsat. nigr. = Pulsatilla nigricans
Pyrogen = Pyrogenium

Quass. am. = Quassia amara
Quebracho = Quebracho
Querc. = Quercus robur

Radium
Rad. brom. = Radium bromatum
Ranunc. bulb. = Ranunculus bulbosus
Ranunc. sceler. = Ranunculus sceleratus
Raphan. = Raphanus
Ratanh. = Ratanhia
Rheum = Rheum
Rhodod. = Rhododendron
Rhus arom. = Rhus aromatica
Rhus Cot. = Rhus Cotinus
Rhus rad. = Rhus radicans
Rhus tox. = Rhus toxicodendron
Rhus venen. = Rhus venenata
Rhus Vern. = Rhus Vernix
Ricinus = Ricinus communis
Robin. pseud. = Robinia pseudacacia
Rosa damasc. = Rosa damascena
Rub. tinct. = Rubia tinctorum
Rum. crisp. = Rumex crispus
Rut. grav. = Ruta graveolens

Sabadill. = Sabadilla
Sabal serr. = Sabal serrulata
Sabin. = Sabina
Salamandra = Salamandra maculata
Salix americana
Salix nigra = Salix nigra
Salvia off. = Salvia officinalis
Sambuc. nigr. = Sambucus nigra
Sanarthrit = Sanarthrit
Sanguin. can. = Sanguinaria canadensis
Sanguinar. nitr. = Sanguinarinum nitricum

Sanguisorb. off. = Sanguisorba officinalis
Sanic. = Sanicula europaea
Santal. Ol. = Oleum Santali
Santonin. = Santoninum
Sarsapar. = Sarsaparilla
Scirrhin. = Scirrhinum
Scrophul. = Scrophularia
Scutellar. = Scutellaria
Secal. corn. = Secale cornutum
Selen. = Selenium
Semperviv. tect. = Sempervivum tectorum
Senec. aur. = Senecio aureus
Seneg. = Senega
Senn. = Senna
Sepia = Sepia
Silic. = Silicea
Simarub. = Simaruba officinalis
Sinap. nigr. = Sinapis nigra
Solanin. = Solaninum
Solan. nigr. = Solanum nigrum
Solidag. virg. = Solidago virgaurea
Spigel. = Spigelia anthelmintica
Spir. Ulmar. = Spiraea Ulmaria
Spir. nitr. dulc. = Spiritus nitri dulcis
Spir. sulf. = Spiritus sulfuratus
Spong. tost. = Spongia marina tosta
Squill. marit. = Squilla maritima
Stann. jod. = Stannum jodatum
Stann. met. = Stannum metallicum
Staphyloc. = Staphylococcinum
Staphys. = Staphysagria
Stellar. = Stellaria media
Stib. = Stibium = Antimonium
Stict. pulm. = Sticta pulmonaria
Stilling. = Stillingia
Stramon. = Stramonium
Streptococc. = Streptococcinum
Stront. = Strontium
Stront. carb. = Strontium carbonicum
Stront. jod. = Strontium jodatum
Strophanth. hisp. = Strophanthus hispidus
Strychn. phosph. = Strychninum phosphoricum
Strychn. sulf. = Strychninum sulfuricum
Sulf. = Sulfur
Sulf. jod. = Sulf. jodatum
Sumbul. = Sumbulus moschatus
Symphyt. = Symphytum officinale
Syphilin. = Syphilinum
Syzyg. jamb. = Syzygium Jambolanum

Tabac. = Tabacum
Tarant. cub. = Tarantula cubensis
Tarant. hisp. = Tarantula hispanica
Tarax. = Taraxum
Tart. depur. = Tartarus depuratus
Tartar. em. = Tartarus emeticus
Telatuten = Telatuten
Tellur. = Tellurium
Terebinth. = Oleum Terebinthinae
Teucr. mar. ver. = Teucrium marum verum
Teucr. Scor. = Teucrium Scorodonia
Thall. acet. = Thallium aceticum
Thall. sulf. = Thallium sulfuricum
Therid. = Theridion
Thiosolpin. = Thiosolpinum
Thlasp. burs. past. = Thlaspi Bursa pastoris
Thuj. occ. = Thuja occidentalis
Thyreoid. = Thyreoidinum
Til. europ. = Tilia europaea

Titan. = Titanium
Toluid. = Toluidinum
Tonic. Hensel. = Tonicum Henseli
Trifol. prat. = Trifolium pratense
Trill. pend. = Trillium pendulum
Tuberculin. = Tuberculinum
Tussilago farfara s. Farfara

Uran. = Uranium
Uran. nitr. = Uranium nitricum
Uranothor. = Uranothorium
Urea nitr. = Urea nitrica
Urtic. ur. = Urtica urens
Usnea = Usnea barbata
Ustil. maid. = Ustilago maidis
Uva urs. = Uva ursi
Uzar. = Uzara

Vaccinin. = Vaccininum
Vaccininum myrtillus s. Myrtillus
Valerian. = Valeriana officinalis
Vanad. = Vanadium
Variolin. = Variolinum
Veratr. alb. = Veratrum album
Veratr. vir. = Veratrum viride
Verbasc. = Verbascum thapsiforme
Verben. hast. = Verbena hastata
Veronic. = Veronica officinalis
Vesicar. = Vesicaria communis
Viburn. op. = Viburnum opulus
Vinca min. = Vinca minor
Viol. odor. = Viola odorata
Viola tric. = Viola tricolor
Vip. ber. = Vipera Berus
Vip. red. = Vipera Redii
Vip. torv. = Vipera torva
Visc. alb. = Viscum album
Vulp. pulm. = Vulpis pulmo

Wyethia = Wyethia helenoides

Xantox. frax. = Xantoxylon fraxineum

Yerb. = Yerba santa
Yucca = Yucca filamentosa

Zinc. = Zincum
Zinc. acet. = Zincum aceticum
Zinc. carb. = Zincum carbonicum
Zinc. cyan. = Zincum cyanatum
Zinc. oxyd. = Zincum oxydatum
Zinc. phosph. = Zincum phosphoricum
Zinc. picric. = Zincum picrinicum
Zinc. sulf. = Zincum sulfuricum
Zinc. valerian. = Zincum valerianicum
Zingib. = Zingiber
Ziz. aur. = Zizia aurea

Notizen

Bücher mit viel Pferde-Verstand

Tom Ainslie/Bonnie Ledbetter
So verstehen Sie Ihr Pferd
Körpersprache und Verhalten

Kurt Albrecht
Ausbildungshilfen für Pferd und Reiter

Britta Bergström
So sitzt du fest im Sattel
Eine Reitlehre für Mädchen und Jungen

Ulrike Buurman-Paul/Winfried Paul
Moderne Pferdezucht und Haltung
Vererbung, Trächtigkeit, Geburt und Aufzucht

Claus Dencker
Das Oldenburger Pferd
Unveränderter Nachdruck von Heft 10 der Schriftenreihe aus deutschen Zuchten 1941

Kerstin Diacont
Das Westernpferd. Der Westernreiter
Ausrüstung, Haltung und Ausbildung

Elwyn Hartley Edwards
Pferdeausbildung
Von der Weide zum Turnier

Gerd Emich
Naturheilkunde Pferdekrankheiten
Band 1: Bewährte Behandlungsmethoden

Gerd Emich
Naturheilkunde Pferdekrankheiten
Band 2: Erkrankungen der Atmungsorgane

Gerd Emich
Naturheilkunde Pferdekrankheiten
Therapieplan mit 130 homöopathischen Heilmitteln

Uta Engelmann/ Ulrike Buurman-Paul
So zieht man Fohlen auf
Artgerechte Aufzucht und Haltung, Pflege und Erziehung

Uta Engelmann/ Ulrike Buurman-Paul
Vom Fohlen zum Reit- und Fahrpferd
Aufzucht und Ausbildung im Einklang mit der natürlichen Veranlagung des Pferdes

Manfred Gold
Der Pferdewirt
Reiten, Zucht und Haltung, Rennreiten, Trabrennfahren

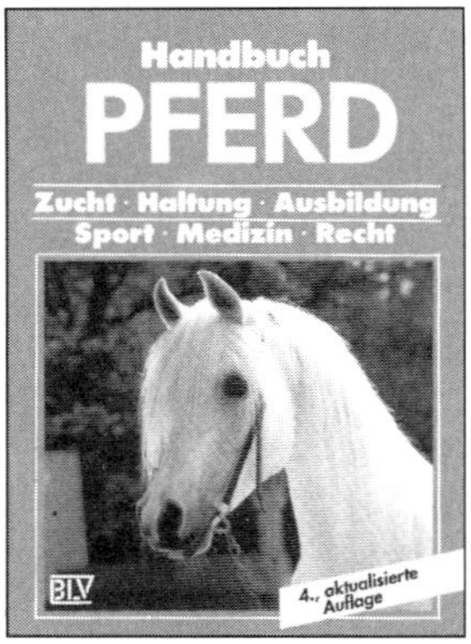

Handbuch Pferd
Zucht, Haltung, Ausbildung, Sport, Medizin, Recht

Holger Heck/Jürgen Casper
Erfolgreiche Deckhengste in Deutschland
Die Beschäler in Privatbesitz

Holger Heck/Volker Greiner
Schritt, Trab, Galopp
Eine Anleitung nicht nur für den Anfänger im Sattel

John Hickman
Der richtige Hufbeschlag
Illustriertes Handbuch für Theorie und Praxis

Charles de Hombourg
Rechtsfibel für Reiter und Fahrer
Verhalten im Straßenverkehr, in Wald und Flur. Pferdetransport, Turniersport, Tierschutz, Versicherungen

Jeremy Houghton Brown/Sarah Pilliner/Vincent Powell-Smith
Pferde-Management
für Halter, Züchter, Trainer

Gerhard Kapitzke
Das Pferd von A – Z
Rassen, Zucht, Haltung

Philippe Karl
Hohe Schule mit der Doppellonge
Präsentiert von einem Reiter des Cadre Noir in Saumur

Jürgen Kemmler
Mit Pferden durchs Jahr

Heinz Kiemann
Neue Reitschule
Klassische Grundausbildung bis zur Turnierreife

François Lemaire de Ruffieu
Besser Springreiten
Basistraining für Pferd und Reiter

Susan McBane
Richtige Zäumung. Gutes Reiten.

Birgit Neuhaus
Das Freizeitpferd. Der Freizeitreiter
Rassen, Haltung, Ausrüstung, Ausbildung

Winfried Paul
Deutschlands beste Ponys
Zucht, Sport, Freizeit

Winfried Paul
Haflinger in Europa
Liebe ohne Grenzen

Heinz Pollay
Das Reiterabzeichen leicht gemacht
Mit Richtlinien und Anforderungen Reiterpaß, Kleines Hufeisen, Reiternadel

Haydn Price/Rod Fisher
Hufbeschlag beim Sportpferd

BLV Sportpraxis 270
Ulrike Rieder
Richtig Voltigieren

Erika Schiele
Araber in Europa

Fritz Schilke
Trakehner Pferde – einst und jetzt

Ulrik Schramm
Die Untugenden des Pferdes
Im Stall und unter dem Sattel

Ulrik Schramm
Das verrittene Pferd
Ursachen und Wege der Korrektur

Hans Joachim Schwark
Pferdezucht
Ein Fachbuch für Pferdezüchter und -sportler

Otto Schweisgut
Haflinger Pferde
Ursprung, Zucht und Haltung, weltweite Verbreitung

English edition:
Otto Schweisgut
The Haflinger
Origins, Breeding and Care, Worldwide Distribution

Ute Seeßlen (Hrsg.)
Ein Pferd – ein Freund
Die schönsten Pferdegeschichten

Caroline Silver
Pferderassen der Welt
mit über 200 farbigen Abbildungen

Edward C. Straiton
Pferdekrankheiten
erkennen + behandeln

In unserem Verlagsprogramm finden Sie Bücher zu folgenden Sachgebieten:

Garten und Zimmerpflanzen • Natur • Angeln, Jagd, Waffen • Pferde und Reiten • Sport und Fitness • Reise und Abenteuer • Wandern und Alpinismus • Auto und Motorrad • Essen und Trinken • Gesundheit

Wünschen Sie Informationen, so schreiben Sie bitte an:

BLV Verlagsgesellschaft mbH • Postfach 40 03 20 • 8000 München 40